科学消毒健康生活必备指导丛书

公共场所消毒

——切断传染病的传播途径

曲云霞　主编

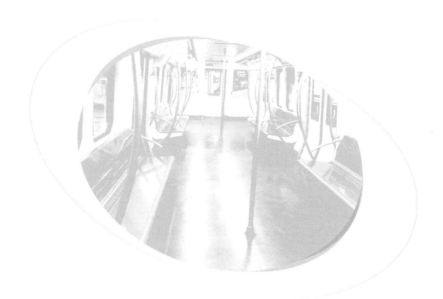

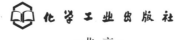 化学工业出版社

·北京·

本书共七章，内容包括公共场所消毒概述，公共场所常用消毒器械，公共场所常用消毒剂，公共交通设施的消毒，教托机构的消毒，各类公共场所的消毒和公共场所消毒的卫生监督与效果检测。

本书介绍的消毒理论通俗易懂，消毒方法可操作性强，可供从事各类公共场所卫生消毒的管理人员、保洁人员及科研人员参考，也供高等学校相关专业师生参阅。

图书在版编目（CIP）数据

公共场所消毒：切断传染病的传播途径/曲云霞主编. —北京：化学工业出版社，2018.6
（科学消毒健康生活必备指导丛书）
ISBN 978-7-122-31968-5

Ⅰ．①公⋯ Ⅱ．①曲⋯ Ⅲ．①公共场所-消毒-基本知识 Ⅳ．①R187

中国版本图书馆 CIP 数据核字（2018）第 077306 号

责任编辑：左晨燕 刘 婧　　　装帧设计：韩 飞
责任校对：吴 静

出版发行：化学工业出版社（北京市东城区青年湖南街13号　邮政编码100011）
印　　装：中煤（北京）印务有限公司
710mm×1000mm　1/16　印张12½　字数202千字　2018年9月北京第1版第1次印刷

购书咨询：010-64518888（传真：010-64519686）　售后服务：010-64518899
网　　址：http://www.cip.com.cn

定　价：39.80元

《公共场所消毒——切断传染病的传播途径》
编委会

主编：曲云霞

参编人员：

范小波	谷 雪	李悠然	马艳霞
阮元龙	苏志金	王小伟	席守煜
袁心蕊	张期全	赵红梅	赵文杰

前言

公共场所作为人流的交汇地，细菌不可避免地滋生，而这些细菌又具有很大的传播性。病原体由传染源排出后，可在外环境存活一定时间，遇有适宜条件便可造成疾病的传播。随着人民生活水平的不断提高，人们迫切需要社会提供舒适、卫生、免受疾病威胁、保障健康的生活活动场所。消毒工作则是改善卫生状况、预防疾病发生与流行的有力保证，必须引起足够的重视。

公共场所消毒是指采用物理、化学或生物的方法，将病原体消灭于外环境中，使其无害化，切断其传播途径，阻断传染病的散播，达到保护人类和动物健康的目的。

本书内容丰富，图文并茂，介绍的方法实用简单，操作性强。全书共分七章，内容包括：公共场所消毒概述；公共场所常用消毒器械；公共场所常用消毒剂；公共交通设施的消毒；教托机构的消毒；各类公共场所的消毒；公共场所消毒的卫生监督与效果检测。

本书由曲云霞主编。限于编者编写时间和水平，书中不足和疏漏之处在所难免，敬请读者提出修改建议。

编者
2018 年 3 月

目录

目
录

第七章　公共场所消毒的卫生监督与效果检测 / 173

第一章
公共场所消毒概述

第一节　相关术语

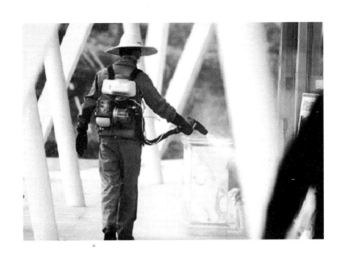

1. 公共场所

对公众开放的、人民大众都可进入活动或接受服务的场所。它是由人工建成的、供公众使用的活动空间。

2. 公用物品

向公众提供（为公众服务）的众人均可使用的物品。例如健身器材、娱乐器材、茶具、餐具、二次供水水箱等。

3. 消毒

采用物理、化学或生物的方法，杀灭或去除外环境中病原微生物及其他有害微生物的过程。消毒是个相对的概念，只要求杀灭或去除外环境中的有害微生物，而不是所有微生物，使其达到无害的程度。

4. 消毒学

研究杀灭、去除和抑制外环境中病原微生物和其他有害微生物的理论、方法和程序的科学。广义的消毒学包括灭菌、消毒、防腐和保藏 4 个方面。

5. 消毒剂

用于杀灭和去除外环境中的致病性微生物及其他有毒有害的化学和生物制剂。根据消毒剂杀灭微生物的种类和能力，又分为高水平消毒剂、中水平消毒剂和低水平消毒剂。

1）高水平消毒剂　又称高效消毒剂，能杀灭各种微生物，在合适的条件下、使用足够浓度时也能杀火细菌芽孢。

2）中水平消毒剂　又称中效消毒剂，可以杀灭各种细菌繁殖体，包括结核杆菌、亲脂病毒、某些亲水的病毒和真菌孢子，但不能杀灭细菌芽孢。

3）低水平消毒剂　又称低效消毒剂，能杀灭各种细菌繁殖体、亲脂病毒和某些真菌，但不能杀灭结核杆菌和细菌芽孢。

6. 消毒器

以物理或化学因子作为消毒因子，配以发射装置和其他辅助装置而制成，有干热消毒器、压力蒸汽消毒器、空气消毒器、餐具消毒器等。

7. 外环境

人体所处的环境，包括环境物品、水、空气、墙面、地面、用品等。也包括人体表面和表浅体腔。

8. 灭菌

采用物理、化学或生物的方法杀灭物品上污染的微生物。灭菌是个绝对的概念，要求杀灭所有微生物，包括致病的和不致病的；要求完全杀灭而不是使微生物减少到一定水平。但在实际工作中，要把污染的微生物完全杀灭是不可能的，因此要求达到一定的灭菌概率，在医学灭菌中一般要求达到 10^{-6}。在公共场所和用品消毒中，凡进入人体无菌组织和体腔的用具都必须进行灭菌处理。

9. 灭菌剂

用于灭菌的化学制剂。目前国内外使用的灭菌剂有环氧乙烷气体、甲醛气体、戊二醛液体等。

10. 灭菌器

用于灭菌的器械或装置。例如干热灭菌器、压力蒸汽灭菌器、环氧乙烷灭菌器、等离子体灭菌器等。

11. 防腐

杀灭或抑制活体组织上微生物的生长繁殖，以防止组织感染。

12. 防腐剂

用于防腐的制剂。

13. 保藏（保存）

用物理、化学或生物的方法防止物质的生物学腐败。

14. 保藏剂

用于保藏的制剂。

15. 去污染

去除微生物污染，尤其指使活体组织无微生物感染。

16. 公共场所消毒

杀灭或去除公共环境中和媒介物上污染的病原微生物的过程。

17. 疫源地消毒

疫源地是传染源排出病原微生物所能波及的范围。对疫源地内污染物的消毒称为疫源地消毒。疫源地消毒又有以下 2 种情况。

1）随时消毒　在疫源地内存在传染源时进行的消毒，例如每天随时进行的传染病病人床边消毒。其目的是及时杀灭或消除病人或病原携带者排出的病原微生物。除虫媒传染病外，所有传染病和由微生物引起的疾病均应进行随时消毒。

2）终末消毒　传染源离开疫源地后，对疫源地进行的最后一次消毒。例如，传染病人出院、转移住处或死亡后进行的病室消毒即为此类。

18. 预防性消毒

在没有明确的传染源存在时，对可能受到病原微生物污染的场所和物品进行的消毒。

19. 抗菌

抑制机体内细菌的生长繁殖或将其杀灭。

20. 抗菌剂

具有杀菌或抑菌作用的制剂。

21. 杀菌剂

能杀灭细菌的制剂。可以杀灭致病性细菌和非致病性细菌，但不一定能杀灭细菌芽孢。包括用于杀灭外环境和无生命物品中的细菌的消毒剂和用于杀灭有机体携带的细菌的药剂。

22. 抑菌

采用物理、化学或生物的方法妨碍细菌生长繁殖的过程。其包括抑制活体组织中的细菌和外环境中的细菌生长繁殖。

23. 抑菌剂

抑制细菌生长繁殖的制剂。一般来说，抑菌剂是指仅有抑菌作用的制剂，但大多数杀菌剂和消毒剂在低浓度时也可用作抑菌剂。

24. 化学指示物

利用某些化学物质对某杀菌因子的敏感性，使其发生颜色或形态改变，以指示杀菌因子的强度（或浓度）或作用时间是否符合消毒或灭菌处理要求的制品。

25. 生物指示物

将适当载体染以一定量的特定微生物，用于指示消毒或灭菌效果的制品。

26. 有效含量

消毒剂杀灭微生物的成分的含量。例如含氯消毒剂的有效氯、含溴消毒剂的有效溴、单过硫酸氢钾的活性氧等。

27. 中和剂

在微生物杀灭试验中，用以消除试验微生物与消毒剂的混悬液中和微生物表面上残留的消毒剂，使其失去对微生物抑制和杀灭作用的制剂。

28. 菌落形成单位

在活菌培养计数时，由单个菌体或聚集成团的多个菌体在固体培养基上生长繁殖所形成的集落，以表达活菌的数量。一般而言，一个菌落代表一个细菌。如果一个菌落有 2 个或多个核，则每个核代表一个细菌。

29. 自然菌

消毒对象中自然存在的、非人工污染的微生物。

30. 存活时间

在鉴定生物指示物抗力时，受试指示物样本经杀菌因子作用后全部样本有菌生长的最长作用时间。

31. 杀灭时间

在生物指示物抗力鉴定时，受试指示物样本经杀菌因子作用后全部样本无菌生长的最短作用时间。

32. D 值

杀灭 90% 微生物所需的时间。

33. 杀灭对数值

当以对数表示微生物数量时，消毒前后微生物数量减少的对数值。

34. 杀灭率

在微生物杀灭试验中，用百分率表示的微生物数量减少的值。

35. 灭菌保证水平

灭菌处理后产品上存在活微生物的概率。

36. 无菌检验

为确认灭菌后物品中是否存在活微生物所进行的试验。

37. 生物负载

被测试的一个单位物品上承载活微生物的总数。

38. 暴露时间

又称作用时间、处理时间，是指消毒或灭菌物品受到消毒因子作用的时间。

39. 人员卫生处理

对污染或可能被污染人员进行人体、着装、随身物品消毒与清洗等除污染处理。

40. 载体

试验微生物的支持物。

41. 清洁剂

含有表面活性剂、具有去污作用的洗涤剂。用于清洗物品，例如洗液、皂液、肥皂等。

42. 抗菌清洁剂

由表面活性剂和杀（抑）菌物质配合而成的去污杀菌（除菌）洗涤剂。

43. 消毒员

经过技术培训并取得上岗资格的从事公共场所和公共用品消毒的人员。

第二节 公共场所消毒常用法律、法规和标准

（1）《中华人民共和国传染病防治法》（2013 修订版）

（2）《消毒技术规范》（2002 年版）卫生部

（3）《医疗机构消毒技术规范》卫生部

（4）《公共场所卫生管理条例实施细则》卫生部

（5）《消毒管理办法》国家卫生健康委员会

（6）《游泳场所卫生规范》卫生部

（7）《沐浴场所卫生规范》卫生部、商务部

（8）《美容美发场所卫生规范》卫生部、商务部

（9）《公共场所卫生检验方法　第1部分：物理因素》（GB/T 18204.1—2013）

（10）《室内空气质量标准》（GB/T 18883—2002）

（11）《旅店业卫生标准》（GB 9663—1996）

（12）《文化娱乐场所卫生标准》（GB 9664—1996）

（13）《公共浴室卫生标准》（GB 9665—1996）

（14）《理发店、美容店卫生标准》（GB 9666—1996）

（15）《游泳场所卫生标准》（GB 9667—1996）

（16）《体育馆卫生标准》（GB 9668—1996）

（17）《图书馆、博物馆、美术馆、展览馆卫生标准》（GB 9669—1996）

（18）《医院候诊室卫生标准》（GB 9671—1996）

（19）《商场（店）、书店卫生标准》（GB 9670—1996）

（20）《公共交通等候室卫生标准》（GB 9672—1996）

（21）《公共交通工具卫生标准》（GB 9673—1996）

（22）《医院消毒卫生标准》（GB 15982—2012）

（23）《饭馆（餐厅）卫生标准》（GB 16153—1996）

（24）《城市公共厕所卫生标准》（GB/T 17217—1998）

（25）《长途客车内空气质量要求》（GB/T 17729—2009）

（26）《火葬场卫生防护距离标准》（GB 18081—2000）

（27）《紫外线杀菌灯》（GB 19258—2012）

第三节　公共场所选择消毒方法的原则

1. 消毒效果可靠

选用的消毒剂或消毒器必须有确实的消毒效果，且影响消毒效果的因素较少。按规定的使用方法、剂量和作用时间使用，应能保证达到各类公共场所要求控制的微生物指标。

2. 对使用者和人群安全

选用的消毒剂和消毒器应对使用者安全，消毒后的残留物和使用过程中的挥发物对使用者和接触人群不应造成伤害。

3. 对环境的污染小

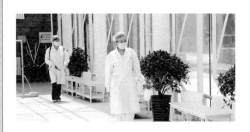

任何消毒剂的大量使用都可能对环境造成污染，包括对水体、空气和地面、用品表面的污染。在选择消毒方法时，应尽量选择对环境无污染或污染小的消毒方法。

4. 对消毒物品损坏小

几乎所有的化学消毒剂和大多数物理消毒法对消毒物品都会有不同程度的损坏。在选择消毒方法时，必须考虑消毒方法对消毒对象的适应性，将消毒造成的损失减少到最小。

5. 使用合法的消毒产品

我国目前实行消毒产品市场准入卫生许可制度，凡国家规定必须经国家卫生健康委员会批准才可上市的消毒产品，必须持有国家卫生健康委员会颁发的许可批件，且在有效期内使用。然而，国家正在逐步缩小消毒产品的审批范围，有些消毒产品已经放开，按规定进行安全性和生物学效果检验之后企业可以自主上市，或经当地政府有关部门备案或注册后即可上市。目前，已经放开的产品有紫外线杀菌灯、次氯酸钠消毒液、餐具消毒柜、2% 戊二醛等。

清洁剂和抗（杀、抑、除）菌清洁剂不需要批准文号，但企业应有产品标准，按企业提供的标准和说明书使用。生产抗菌清洁剂的企业应有生产许可证。在宣传杀菌、抑菌、除菌的具体功能时必须以有效的检验报告为依据。

在同类产品中，应选用具有专利的产品，拒绝使用侵犯专利权的仿冒产品，以免侵犯知识产权并保证所用产品的质量良好。

6. 根据要杀灭的微生物类型选择消毒方法

一般认为，微生物对消毒因子的敏感性从高到低的顺序如下。

① 亲脂病毒（有脂质膜的病毒），例如乙型肝炎病毒、流感病毒等。

② 细菌繁殖体。

③ 真菌。

④ 亲水病毒（没有脂质膜的病毒），例如甲型肝炎病毒、脊髓灰质炎病毒等。

⑤ 分枝杆菌，例如结核分枝杆菌、龟分枝杆菌等。

⑥ 细菌芽孢，例如炭疽杆菌芽孢、枯草杆菌芽孢等。

⑦ 感染性蛋白。

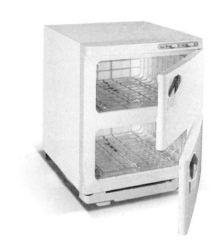

对受到细菌芽孢、真菌孢子、分枝杆菌、烈性病传染病的病原体和乙型肝炎病毒、艾滋病病毒等污染的物品，选用高水平消毒或灭菌的方法。

对受到真菌、亲水病毒、螺旋体、支原体、衣原体和病原微生物污染的物品，选用中水平消毒以上的消毒方法。

对受到一般细菌和亲脂病毒等污染的物品，可选用中水平消毒或低水平消毒的方法。

对存在较多有机物的物品消毒时，应加大消毒药剂的使用剂量和（或）延长消毒作用时间。

消毒物品上微生物污染特别严重时，应加大消毒药剂的使用剂量和（或）延长消毒作用时间。

7. 根据污染物品的危害程度选择消毒方法

根据物品污染后对人体的危害程度选择消毒方法。物品污染后对人的危害程度可分为以下 3 种。

（1）高度危险性物品

这类物品是穿过皮肤或黏膜而进入无菌的组织或器官内部的器材，或与破损的组织、皮肤、黏膜密切接触的器材和用品。例如，整容手术器械和用品、穿刺针、注射器等。对这类物品应选择灭菌方法。

（2）中度危险性物品

这类物品仅和皮肤、黏膜接触，而不进入无菌的组织内。例如，体温表、剃刀、发剪、按摩器、扦足用的刀剪等。对这类物品应选择中水平消毒的方法。

（3）低度危险性物品

虽有微生物污染，但在一般情况下无害，只有当受到一定量的病原微生物污染时才造成危害的物品。这类物品仅直接或间接地和健康无损的皮肤接触，包括生活卫生用品以及病人、医护人员生活和工作环境中的物品。例如，毛巾、面盆、痰盂（杯）、地面、便器、餐具、茶具、墙面、桌面、床面、被褥、一般诊断用品（听诊器、听筒、血压计袖带）等。对这类物品应选择低水平消毒的方法。

8. 根据消毒物品的性质选择消毒方法

选择消毒方法时需考虑：一是要保护消毒物品不受损坏；二是使消毒方法易于发挥作用。选择消毒方法时应遵循以下基本原则。

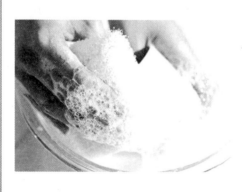

① 对耐高温、耐湿度的物品和器材应首选压力蒸汽灭菌；对耐高温的玻璃器材、油剂类和干粉类等可选用干热灭菌。

② 不耐热、不耐湿以及贵重物品可选环氧乙烷或低温蒸汽甲醛气体消毒、灭菌。

③ 对器械进行浸泡灭菌时应选择对金属基本无腐蚀性的消毒剂。

④ 对表面消毒时应考虑物品表面的性质。光滑表面可选紫外线消毒器近距离照射或用液体消毒剂擦拭；多孔材料表面可采用喷雾消毒法。

9. 根据消毒要求的水平选择消毒方法

（1）灭菌

要求杀灭一切微生物（包括细菌芽孢），达到灭菌保证水平。常用的灭菌有热力灭菌、电离辐射灭菌、电子加速器灭菌、微波灭菌、等离子体灭菌等物理灭菌方法以及用甲醛、戊二醛、环氧乙烷、过氧化氢等消毒剂进行灭菌。

（2）高水平消毒

要求对各种致病性微生物（包括细菌芽孢）的杀灭达到消毒要求的水平。高水平消毒的方法应能杀灭一切细菌繁殖体（包括结核分枝杆菌）、病毒、真菌及其孢子和致病性细菌芽孢。常用的消毒方法除上述灭菌法外，还有紫外线消毒以及用含溴消毒剂、含氯消毒剂、二氧化氯、臭氧、过硫酸氢钾、酸性氧化电位水等消毒剂和一些复配的消毒剂进行消毒的方法。

（3）中水平消毒

要求杀灭和去除细菌芽孢以外的各种病原微生物，达到要求的消毒水平。常用的有超声波消毒法，用碘类消毒剂（碘伏、碘酊等）、酚类消毒剂、醇类消毒剂、双链季铵盐、醇和胍类复配的消毒剂以及用醇和季铵盐化合物复配的消毒剂等方法。

（4）低水平消毒

只要求对细菌繁殖体（分枝杆菌除外）和亲脂病毒的杀灭达到消毒要求。常用的有通风换气、冲洗等机械除菌法以及用单链季铵盐类消毒剂、胍类消毒剂、植物类消毒剂和汞、银、铜等金属离子消毒剂等进行消毒的方法。

10. 根据性价比选择消毒产品

选购消毒产品时，除了产品的安全性、有效性和环保性外，价格也是一个重要的考虑因素。需要根据产品的价格、使用浓度或剂量、作用时间等综合考虑，选择更经济的产品。

11. 根据消毒类型选择消毒产品

对于预防性消毒，因为消毒对象没有明确的病原微生物污染，一般可选用中效或低效消毒剂。对于传染病疫源地消毒，包括传染病人居住、逗留过的场所和接触过的物品等均应严格消毒，且应选择高效消毒剂。

第二章

公共场所常用消毒器械

第一节 紫外线空气消毒器

紫外线空气消毒器是用低臭氧、高强度的紫外线消毒灯和除尘装置制造的空气消毒器，具有除尘、杀菌的作用，且臭氧浓度很低，对室内的人员无伤害。

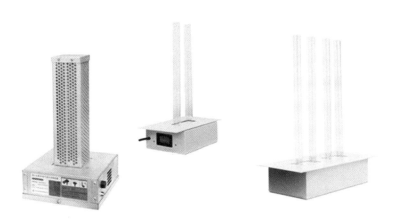

1. 类型和设计原理

紫外线空气消毒器有立式、卧式、吸顶式等类型，按循环风量又可分成不同种类。以兴昌空气消毒器为例，其设计原理为：利用高强度紫外线灯组的杀菌作用，结合空调循环风换气技术，通过特殊的曲面反光聚焦设计，配备负离子发生器，使输出的气体为洁净清新的气体。操作控制系统能随意设定连续/间断、负离子发生器、摇摆风向等，并能自动记录工作时间和累计工作时间，且具有消毒灯故障时的自动报警系统。

其工作原理是室内的混合气体在通风机的作用下首先通过初效过滤器，初效过滤器阻挡＞0.5mm的尘埃和空气中悬浮物进入机体内；混合气体经风机增压后进入紫外线消毒室，在此，混合气体中的微生物受紫外线光照射后，其DNA结构受到破坏，失去生存、自身复制和繁殖能力；消毒杀菌后的气体带着负氧离子脱离机身，进入室内，形成一个循环。在风机平稳运转的作用下，消毒器连续运行，室内气体多次循环，经过多次的过滤、消毒杀菌后实现无菌空气。

2.对微生物的杀灭作用

　　紫外线空气消毒器对空气中的微生物有良好的杀灭作用，不仅可以杀灭一般细菌繁殖体，细菌芽孢、真菌和病毒也可杀灭。在一个 151m³ 的房间内，安装一台某型号的消毒器，固定人数 3～5 人，测定期间流动 20 人次，开机消毒 30min 后，空气中平均菌数从 2131CFU/m³ 减少到 68CFU/m³，杀菌率为 96.81%，达到了消毒合格的要求。作用 30min 的空气循环次数为 2～3 次。这一结果和理论计算的结果基本一致。一般情况下，将消毒器室内换气循环次数设定为 6～10 次/h，当设定换气次数为 6 次时，消毒器工作 1h 后对空气中的微生物杀灭率达到 99.87%，工作 1.5h 后杀灭率达到 99.99%。

　　紫外线空气消毒器根据每小时处理空气量的不同分为不同的型号，各种型号都有设计要求。以某空气消毒器为例，设置风量为 600m³/h，设置 30W "H" 型紫外灯管 4 支，每支灯管在 1m 处的辐照强度为 110μW/cm²，在 3cm 处的最高强度为 14000μW/cm²。经过消毒室的反光聚焦后，消毒室内每一点的紫外辐照强度平均在 33600μW/cm² 左右，气体通过消毒室所受紫外线剂量为：a. 设定流量为 600m³/h=0.1667m³/s；b. 通过消毒室的流速为 600m³/h÷[3600s/h×2×（0.22m×0.08m）]=4.735m/s；c. 经过照射区时间为 0.425m÷4.735m/s=0.09s；d. 照射剂量为 33600μW/cm²×0.09s=3024μW·s/cm²。

　　杀灭空气中微生物的平均照射剂量一般为 4500μW·s/cm²，在 3024μW·s/cm² 照射剂量下：

　　气流第 1 次通过时平均杀菌率达到：3024÷4500=62.7%。

　　气流第 2 次通过时平均杀菌率达到：62.7%+（1-62.7%）×62.7%=89.24%。

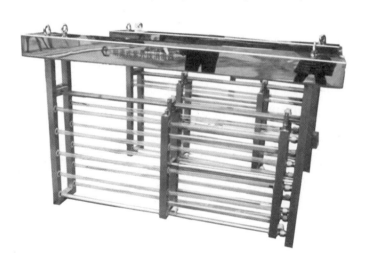

气流第 3 次通过时平均杀菌率达到：89.24%＋（1－89.24%）×62.7%＝96.47%。

气流第 4 次通过时平均杀菌率达到：96.47%＋（1－96.47%）×62.7%＝98.84%。

气流第 5 次通过时平均杀菌率达到：98.84%＋（1－98.84%）×62.7%＝99.62%。

气流第 6 次通过时平均杀菌率达到：99.62%＋（1－99.62%）×62.7%＝99.87%。

气流第 7 次通过时平均杀菌率达到：99.87%＋（1－99.87%）×62.7%＝99.96%。

气流第 8 次通过时平均杀菌率达到：99.96%＋（1－99.96%）×62.7%＝99.98%。

气流第 9 次通过时平均杀菌率达到：99.98%＋（1－99.98%）×62.7%＝99.99%。

3. 影响消毒作用的因素

（1）紫外线杀菌灯的质量

紫外线杀菌灯的中心波长为 257.3nm，正好在杀菌紫外线波长范围（240 ~ 280nm）内，是杀菌能力最强的波长区段。优质紫外线杀菌灯必须具有较强的杀菌能力，同时还应有较少的臭氧（产生臭氧的紫外线波长为184.9nm）、极低浓度的氮氧化合物和较长的使用寿命。选用高质量的紫外线杀菌灯是确保消毒效果和安全性的重要因素。紫外线杀菌灯的照射强度是消毒杀菌的主要元素，与杀菌灯的功率成正比。在设计和计算时，根据设定的消毒器规格和应用场所选择相应功率和形状的紫外线杀菌灯，以满足消毒杀菌和各种安装的需求。

（2）紫外线杀菌灯的安装和组合方式

紫外线杀菌灯中，气流点的照射强度与照射距离的平方成反比；多光源照射时，气流点的照射强度是各光源作用于该点照射强度的叠加之和。只有将紫外线杀菌灯合理组合才能取得满意的效果。在单灯安装时，应将杀菌灯悬置在中间，在杀菌灯四周达到等强度的照射；多灯呈线性布局时，要避免照射死角，并尽可能达到等强度照射；多灯呈平面布局时，应将杀菌灯错位，呈三角形布局，避免照射死角及涡流和回流产生，并尽可能等强度照射。同时，要最大限度减少杀菌灯对气流的阻力。

（3）气流速度

气流速度越快，受照射的时间就越短，对微生物的杀伤力就越低。气流受照射时间与速度成反比。影响气流速度的主要因素是通风截面、通风道气流阻力和室内空间的流量。但气流速度过慢，换气量达不到要求，会产生浑浊气体。

（4）电源

空气消毒器外接电源的电压、电流、频率都会影响紫外线杀菌灯的发光能力和使用寿命，因此要求使用稳压电源。

（5）消毒环境

紫外线杀菌灯工作环境的温度、相对湿度、空气洁净度、安装稳定性（振动）等对消毒效果和使用寿命均会产生影响。因此，要求使用环境条件为：温度 5 ~ 40℃；相对湿度 ≤ 80%；大气压力 860 ~ 1060hPa；工作电源220V，50Hz；周边无振动源。尽可能减少环境对消毒效果和使用寿命的影响。

（6）微生物的种类和数量

不同种类的微生物对紫外线的敏感性不同，杀灭对紫外线抵抗力强的细菌芽孢和真菌时，需要增加消毒时间或循环次数。

（7）反光聚焦装置

采用合理的反光聚焦装置可有效提高气流受紫外线照射的强度。提高的程度与选用的材料和设计的曲面结构有关。

4. 在公共场所消毒中的应用

（1）使用范围

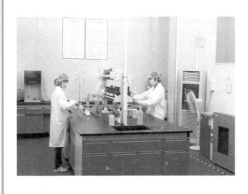

在公共场所消毒中，紫外线空气消毒器用于化验室、病房、输液大厅、供应室等的空气净化和消毒，公共交通售票厅和候车（机、船）厅、公共娱乐场所、茶馆、饭店、机关和学校及幼托机构的办公室、教室、会议室的空气净化和消毒，银行、证券营业所大厅等公共场所的空气净化和消毒。

（2）使用方法

1）安装　移动式紫外线空气消毒器一般底部安装万向轮，可安置在场所平面内的任何位置，且移动方便。其他类型可按说明书要求安装。

2）使用　插上电源，指示灯亮便可开始工作。通风机在高档位启动后可按需要调整。

① 选择和调节定时开 / 关，设定每节消毒时间（一般为 1h，最长为 12h）。

② 选择连续/间断的工作状态。

③ 随意调节负离子发生器开/关。

④ 随意调节摇摆装置，控制送风方向。所有设定和调节均有定位指示信号灯。

3）报警　任何调节或消毒功能出现故障时，其相对应的指示信号灯就会自动熄灭。

（3）注意事项

① 紫外线空气消毒器消毒时环境中臭氧的浓度应 ≤ 0.2mg/m³；消毒器周边紫外线泄漏量应 ≤ 0.2μW/cm²；臭氧浓度和紫外线泄漏量超标的消毒器不宜在有人的环境中使用。

② 紫外线空气消毒器使用的环境条件：温度 5 ~ 40℃；相对湿度 ≤ 80%；大气压力 860 ~ 1060hPa；工作电源 220V，50Hz；环境无振动。

③ 阻挡在初效过滤器外的杂物会阻碍气流，必须及时将其清除，每年至少清洗一次。

④ 发现指示灯不亮时，应及时联络生产企业相关人员进行修复。

⑤ 严禁非专业人员擅自拆机。

第二节　环氧乙烷灭菌设备

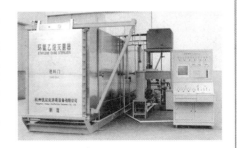

环氧乙烷是一种气体灭菌剂，杀菌范围广，杀菌作用强，对消毒物品损害轻微。由于其易燃易爆，故必须在密闭的容器内消毒。环氧乙烷灭菌设备是使用环氧乙烷气体灭菌和消毒的专用器材。

1. 环氧乙烷灭菌设备类型和设计原理

环氧乙烷灭菌设备包括环氧乙烷灭菌器、环氧乙烷灭菌袋、环氧乙烷灭菌室等。环氧乙烷灭菌器按控制方式分为可编程灭菌器和预置循环周期灭菌器；按工作方式又可分为抽真空灭菌器和平压灭菌器。

环氧乙烷是一种有毒的、可致癌的、易燃易爆的气体，故用于环氧乙烷灭菌的设备首先必须具有良好的密闭性能。环氧乙烷气体的穿透力很强，可以穿透消毒物品的深部，但也有一定的穿透限度。为了利于气体向物品深部穿透，环氧乙烷消毒袋应能排出消毒室内的空气，环氧乙烷灭菌器应有抽真空的功能。目前，环氧乙烷灭菌器一般具有自动调节温度和湿度、自动加入消毒气体、消毒后自动加入经过滤的空气冲洗和残留消毒气体解析、自动记录和打印消毒过程等功能，且可按编程自动完成灭菌或消毒过程，参数可设，并可遥控操作。

2. 对微生物的杀灭作用

环氧乙烷是第二代化学灭菌剂，可以杀灭各种微生物，包括细菌繁殖体、芽孢、真菌、病毒等。不同的环氧乙烷灭菌设备，其消毒或灭菌效果不同。一般，丁基橡胶尼龙消毒袋和塑料消毒袋用浓度为 1200mg/L 的环氧乙烷在室温下作用 2h，可完全杀灭污染在布片、纸片、不锈钢片上的枯草杆菌黑色变种芽孢。性能良好的环氧乙烷灭菌器可以降低环氧乙烷气体的使用剂量和减少灭菌时间。用浓度为 500mg/L 的环氧乙烷作用 1h，能杀灭金黄色葡萄球菌、大肠杆菌等细菌繁殖体；用浓度为 485mg/L 的环氧乙烷作用 2.5h，可杀灭真菌。用于灭菌时，一般用浓度为 600 ~ 800mg/L 的环氧乙烷，作用6h 即可杀灭各种微生物（包括芽孢）。

3. 杀灭微生物的机理

环氧乙烷杀灭微生物的机理是利用其非特异性的烷基化作用，它可以破坏微生物的 DNA 和 RNA，使蛋白质上的羧基、氨基、硫氨基和羟基烷基化，使蛋白质失去活性，阻碍微生物蛋白质正常的化学反应和新陈代谢，从而导致微生物死亡。

4. 影响消毒效果的因素

（1）剂量和作用时间
在其他条件不变的情况下，环氧乙烷剂量越大，消毒效果越好；作用时间越长，消毒效果越好。但若浓度达不到最低要求，即使再延长作用时间也达不到要求达到的消毒效果；若作用时间短于最低极限，用再高的剂量也达不到满意的消毒效果。

（2）微生物的种类和数量

不同的微生物对环氧乙烷的抵抗力不同。一般，细菌繁殖体和亲脂病毒抵抗力较弱，细菌芽孢抵抗力较强；消毒物品上微生物污染程度越严重，消毒效果越差。

（3）消毒物品的性质、厚度和干燥程度

环氧乙烷对有孔表面上的微生物杀灭效果优于光滑表面上的微生物。环氧乙烷气体的穿透力较强，但也有限度，消毒物品不宜太厚和挤压太紧。消毒物品太湿或太干都对消毒效果有负面影响。太湿的物品会吸收和消耗环氧乙烷，物品内的微生物含水量高，影响环氧乙烷向微生物体内穿透；物品太干燥，微生物含水量太低，会阻挡环氧乙烷向微生物体内渗透。

（4）温度、相对湿度

提高消毒环境的温度，消毒效果增加，在 54 ~ 56℃下灭菌，环氧乙烷就可发挥最好的作用。环氧乙烷杀菌需要水分，消毒环境相对湿度太低或太高都会对消毒作用产生不利的影响。

5. 在公共场所消毒中的应用

（1）适用范围

在公共场所消毒中，环氧乙烷消毒设备主要用于物品和器材的消毒，美发、美容、扦足器械的消毒和灭菌，工作服、贵重物品和公用床上用品的消毒，医疗卫生服务单位诊疗用品、用具、衣被、精密仪器的消毒，手术器械、内镜、器官移植物和植入物等的灭菌。

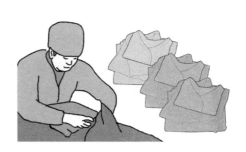

（2）使用方法

1）环氧乙烷消毒袋　若在消毒袋内提供环氧乙烷，则先将消毒物品和用织物包好的所需环氧乙烷安瓿放入消毒袋内，扎紧袋口，在袋外将安瓿打碎，让环氧乙烷挥发为气体，放置在温度为54℃±2℃的恒温箱内。环氧乙烷用量和作用时间：灭菌浓度为800mg/L，作用2h；灭菌浓度为1200mg/L，作用2～4h。若用尾部带有通气管的消毒袋消毒，则在装入消毒物品后，扎紧袋口，将通气管连接环氧乙烷钢瓶，按计算的剂量通入环氧乙烷气体后，将消毒袋放入恒温箱内。消毒到预定时间后，取出消毒袋，在通风处打开袋口，驱除残留的环氧乙烷。灭菌物品应采用可以透过环氧乙烷的材料包装，灭菌后注意防止二次污染。

2）环氧乙烷灭菌器 环氧乙烷灭菌器都附有详细的使用说明书，可按说明书使用。灭菌过程关键参数的控制是灭菌质量的保证。灭菌的关键参数包括环氧乙烷的浓度、灭菌时腔体内的温度和相对湿度、作用时间等。可按照消毒或灭菌保证水平设定。

（3）灭菌过程和效果监测

1）工艺监测 逐项检查环氧乙烷浓度、剂量、温度、湿度、持续时间、灭菌物品的性质以及记录的器号、有效期、操作者姓名或代号等是否符合标准要求，以此来推测灭菌的有效性。

2）化学监测 用化学指示卡或指示胶带检测。测试灭菌过程中环氧乙烷的穿透和分布情况，根据指示物变色情况来推测灭菌过程是否达到了要求。

3）生物监测 环氧乙烷灭菌的指示菌为枯草杆菌黑色变种（ATCC9372）芽孢，指示物含菌量要求为$5 \times 10^5 \sim 5 \times 10^6$CFU，在54℃±2℃、相对湿度为50%±10%、EO浓度为600mg/L±30mg/L的条件下，其D值为2.6～5.8min，存活时间（ST值）≥7.8min，死亡时间（KT值）≥58min。检测时将指示物无菌包装放在灭菌物品中部，经环氧乙烷灭菌后，取出此指示物，放于营养肉汤管中培养。也可将生物指示物放于一次性使用的塑料或玻璃的20mL注射器内，注射器芯仍在原位，但去掉针头和针头套。将该注射器放入纸或塑料灭菌袋中并封好，再置于灭菌物品的中央。灭菌过程结束后，取出指示物进行培养。培养结果若为无菌生长，而对照菌片为有菌生长，说明已达到灭菌目的。

（4）安全性和注意事项

① 环氧乙烷对人及动物有毒，且有致癌作用。工作场所空气中环氧乙烷的最高容许浓度为2mg/m³。环氧乙烷非正常泄漏时，会导致眼睛损伤以及皮肤烧伤，还可能导致生殖系统和神经系统的损伤。

② 环氧乙烷消毒场所应避免明火，严禁在灭菌场所吸烟。避免吸入环氧乙烷气体，如果能闻到环氧乙烷的味道，就表明已经吸入了能引起中毒的量。如果接触到液体环氧乙烷，必须立刻脱去受到污染的衣物、鞋子，并用大量的水冲洗皮肤或眼睛至少15min。如果液体环氧乙烷进入眼睛或吸入大量环氧乙烷气体，必须马上就医。

③ 不能将环氧乙烷液体排入湖泊、河流、池塘、海洋或其他水源。在没有得到污水处理许可的前提下，不能将从钢瓶中流出的环氧乙烷液体排入下水道。

④ 环氧乙烷灭菌器和装有环氧乙烷液体的钢瓶必须安放在通风良好的地方，切勿置于接近火源处，并尽量远离主要的通道。房间通风系统不应采用封闭循环类型。灭菌器应安装专门独立的排气管道。工作休息室、储存室应远离灭菌器和气瓶（气罐储存处）。

⑤ 单次使用环氧乙烷剂量＞200g时，需要专门的房间安装灭菌器。应安装通风系统，室内空气交换每小时＞10次，并保证灭菌区域呈负压，设专门的环氧乙烷排气管系统。距排气管排气口6～7m范围内不得有任何易燃物或建筑物的入风口。

⑥ 单次使用环氧乙烷剂量＞200g时必须安装解毒系统。

⑦ 灭菌后物品中一次性使用医疗用品中的环氧乙烷残留量应＜10μg/g；一次性使用卫生用品中的环氧乙烷残留量＜250μg/g。

第三节　湿热灭菌器

1. 类型和设计原理

（1）类型

湿热消毒灭菌的方法有煮沸法（98～104℃）、低压蒸汽法（80～100℃）、高压蒸汽法（115～134℃）和超高压蒸汽法（150℃）等。在公共场所消毒灭菌中所使用的湿热灭菌设备有煮沸消毒器、低压蒸汽消毒器和高压蒸汽消毒灭菌器。

煮沸消毒器是把消毒物放入注水的容器内,浸没在水面下,加热把水煮开(98 ~ 104℃)。对细菌繁殖体和病毒污染的物品煮沸 15min;对细菌芽孢污染的物品煮沸 2 ~ 3h。

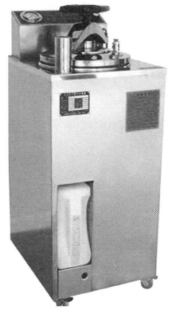

低压蒸汽消毒器是在灭菌器内通入流通蒸汽(或蒸汽和无菌混合气),达到 80 ~ 100℃并保持 30 ~ 60min 后取出使用。

高压蒸汽消毒灭菌器因设计不同有许多种类,如重力下排气式、预真空(脉动真空)式、蒸汽空气混合反压式、间歇式等。此处主要介绍湿热蒸汽灭菌的重力下排气式和预真空(脉动真空)式两类产品。

(2)设计原理

下排气式压力蒸汽灭菌器的灭菌周期(如下图所示),即温度 – 时间曲线的特点是升温时直线上升,平直保温,冷却时直线下降。

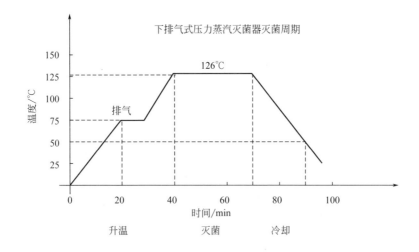

预真空(脉动真空)式压力蒸汽灭菌器的设计原理:采用灭菌室强制抽真空的方式排除灭菌室内的冷空气,增加湿热蒸汽的容量,提高湿热蒸汽对灭菌物品的穿透性,提高灭菌效果。灭菌完成后进行抽真空干燥,使灭菌物品迅速干燥,缩短灭菌全过程时间,提高灭菌器的使用效率。

灭菌器的设计能完成如下图所示的灭菌周期。

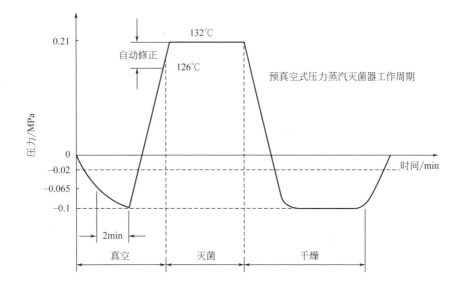

这种类型的产品的控制方式基本上均设计成自动控制的灭菌器，使用非常方便。

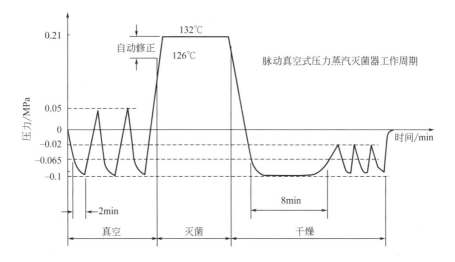

2. 对微生物的杀灭作用和作用机理

（1）重力下排气式压力蒸汽灭菌器

下排气式压力蒸汽灭菌器利用湿热的饱和蒸汽在灭菌室内与微生物充分接触。饱和水蒸气冷凝时释放出大量的潜热，使灭菌物品温度升高，微生物的温度也随之上升。微生物体内的蛋白质分子热运动加快，增加分子互相撞击的概率，导致联结肽链副键的断裂。分子有规律的紧密结构变为无序的漫散结构，使大量疏水基暴露在分子表面，互相结合成较大的聚合体，从而引发蛋白质的凝固和沉淀，湿热蒸汽使微生物的蛋白质、核酸细胞壁和细胞膜破坏从而导致其死亡。这种湿热作用对微生物蛋白质和酶的破坏是不可逆的。蛋白质破坏和酶活性的丧失使微生物死亡，这是热力杀灭微生物的机理。

湿热水蒸气冷凝时，相变体积发生很大的变化，可使密度增大 1000 多倍；相变时产生的局部负压力促使蒸汽渗透到灭菌物品的内部，提高了灭菌效果。湿热蒸汽冷却相变时释放大量潜热和良好的穿透性，使菌体蛋白质凝固而致死。湿热蒸汽具有良好的灭菌可靠性，加上灭菌后无毒性物残留，所以湿热蒸汽灭菌的应用非常广泛。

下排气式压力蒸汽灭菌器可以杀灭各种微生物，包括细菌繁殖体和芽孢、真菌、病毒等。下排气式蒸汽灭菌器杀灭不同微生物所需要的温度和时间不同。细菌繁殖体、亲脂病毒、立克次体、真菌和酵母菌在80℃下，5～10min可被灭活；真菌孢子需在 100℃下，30min 才能被杀灭；亲水病毒一般需要加热到 100℃，5min 方可被灭活；细菌芽孢一般要在 120℃下，至少 10min 才能被杀死。

（2）预真空（脉动真空）式压力蒸汽灭菌器

预真空（脉动真空）式压力蒸汽灭菌器杀灭微生物的机理与下排气式压力蒸汽灭菌器相同，都是利用湿热饱和蒸汽冷凝时释放出大量的潜热，使微生物蛋白质凝固和酶失去活性，从而导致其死亡，达到灭菌的目的。但由于预真空（脉动真空）式压力蒸汽灭菌器具有抽真空系统，能强制排除灭菌室的冷空气，排出程度较下排气式压力蒸汽灭菌的重力置换原理的方法更为彻底。特别是脉动真空式压力蒸汽灭菌器由于进行多次反复抽真空和充入蒸汽，不仅使灭菌室内的冷空气排除彻底，而且具有脉动空化作用，使吸附在灭菌物表面的气泡粉碎，湿热蒸汽能更好地与微生物接触，加强了杀灭细菌的作用，提高了灭菌效果。

这类灭菌器可杀灭各种微生物，包括细菌、真菌、病毒、细菌芽孢、真菌孢子和类病毒等。微生物对灭菌的抵抗力顺序同下排气式压力蒸汽灭菌器。

3. 影响消毒和灭菌作用的因素

影响湿热蒸汽消毒灭菌的因素很多，公共场所的分类尽管很多，但归纳起来适合用湿热压力蒸汽消毒灭菌的物品有茶具、餐具（玻璃、陶瓷、耐温塑料、竹、木制品）、美容理发工具（刀、剪、钳类等金属制品）、毛巾、浴巾、工作衣（鞋）、床单等床上用具（纺织制品）等，影响这些物品消毒灭菌的主要因素有如下几个。

（1）消毒灭菌的温度和时间

消毒灭菌的温度和时间对消毒灭菌的效果影响很大，按有关消毒灭菌的技术规范，其消毒灭菌的时间与温度如下表所列。

物品种类	压力消毒灭菌不同温度时的作用时间 /min			煮沸消毒的作用时间 /min
	121℃，0.105MPa	126℃，0.140MPa	133℃，0.210MPa	常压，≤ 100℃
器皿类	15 ~ 20	10 ~ 15	4 ~ 6	15 ~ 120
器械类	15 ~ 20	10 ~ 15	4 ~ 6	15 ~ 120
敷料类	30 ~ 45	30	4 ~ 6	30 ~ 120

（2）消毒灭菌的微生物的种类和数量

微生物耐温越高、数量越多，则消毒灭菌的温度越高、时间越长。

（3）消毒灭菌物的性质和包装状况

灭菌物密度越大、包装越紧密、体积越大，消毒灭菌时间越长。

（4）消毒灭菌设备的类型

一般选脉动真空式消毒灭菌器为好。因为它能达到高温快速消毒（134℃，4min）的效果，且能耗低。

4. 在公共场所消毒中的应用

（1）使用范围

湿热蒸汽灭菌器适合对能耐受湿热蒸汽温度压力和潮湿作用的物品进行消毒灭菌。

在公共场所和公共用品的消毒灭菌中，适用于茶（餐）具（玻璃、陶瓷、金属、耐热塑料等制品）、毛巾、浴巾、床上用具（纺织制品）、理发美容工具（刀、剪、钳等金属制品，电动器具除外）、工作服和鞋等耐湿热蒸汽作用的物品的消毒灭菌。

不适用于化妆品（油剂、粉剂、膏类）、电动器具、不耐湿热蒸汽作用的塑料制品等物品的消毒灭菌。

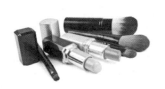 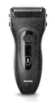 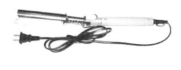

（2）使用方法

湿热蒸汽消毒灭菌的设备其品种和规格繁多，操作使用的方法也有差异，用户一定要按照厂方提供的使用说明书操作。

1）重力下排气式压力蒸汽灭菌器的使用方法　手提式压力蒸汽灭菌器是国内使用最广泛、价格最便宜的消毒灭菌器之一，其使用方法如下。

① 加水。打开灭菌器盖，取出灭菌筒，加入适量纯水（到水位标记和使用说明书规定的量）。

② 装入灭菌物品。灭菌室内放入灭菌筒，按规定把灭菌物包或散装件装入灭菌筒内。

③ 加盖密封。将器盖上的排气软管对准灭菌筒边缘排气管插入槽，插入软管并把器盖放准到螺栓槽位，旋紧密封销旋钮。

④ 加热升温。电加热型灭菌器打开电源开关加热，煤炉（燃气炉）型灭菌器放到炉子上加热，打开放气阀（加热15min左右），有蒸汽喷出时关闭放气阀或多次打开放气阀排气，使灭菌室内的冷空气充分排除。

⑤ 灭菌（保温）。温度升到126℃（0.14MPa）时，维持一定时间（根据灭菌品的性质、要求的灭菌保证水平和有关规定进行，一般为10～30min），用定时钟进行测时。灭菌保温时要调节加热能源（电炉的电源或炉子的火焰）的大小，使其保持恒定的温度和压力。

⑥ 冷却。灭菌时间到后打开放气阀，排气冷却。电加热型灭菌器切断电源，煤炉型灭菌器则停火或从炉子上移开。

⑦ 出料。需要干燥的灭菌物，应先打开放气阀慢慢排气，使物品干燥。灭菌室压力表指示为零时开盖取物。

液体类灭菌物，应自然冷却到灭菌室压力表显示零位时开盖取物。不得用放气阀快排蒸汽，防止因突然减压引起液体剧烈沸腾或造成爆炸危险。

2）预真空（脉动真空）式压力蒸汽灭菌器的使用方法

① 预真空式压力蒸汽灭菌器（灭菌温度和时间分别为132℃、4min）。预真空式压力蒸汽灭菌器的规格型号很多，应按说明书操作。现以神农牌预

真空式压力蒸汽灭菌器为例，其使用方法和操作步骤如下。

Ⅰ．装物。将待灭菌的物品装上灭菌车，打开灭菌室门，把灭菌车推入灭菌室，并关好灭菌室门。

Ⅱ．夹套加热。通常，灭菌室设计成带有蒸汽预热夹套的双层结构，使灭菌室的温度均匀，保证有良好的灭菌效果。

Ⅲ．抽真空。真空系统启动工作，使灭菌室抽真空排除冷空气，当灭菌室内的真空达到 –0.09MPa 时，停止抽真空并开始通入蒸汽。

Ⅳ．升温。灭菌室抽真空结束，马上引入蒸汽，使灭菌室温度升高，达到灭菌的温度。

Ⅴ．灭菌。当灭菌室温度达到 132℃（0.21MPa）时灭菌室开始保温，需保温 4min。

Ⅵ．干燥和冷却。打开灭菌室排气阀进行排气，当灭菌室压力减小到零时系统开始抽真空，进行灭菌物品的干燥和冷却。

Ⅶ．取物。当灭菌室的真空度达到 –0.09MPa 时，开始向灭菌室内补充洁净的干燥空气，使压力恢复到零，灭菌温度达到60℃以下时才能开门取物。

整个灭菌过程均由自动控制程序控制自动进行。灭菌操作时只需输入灭菌的温度和时间，启动灭菌程序后就自动进行工作，完成灭菌的全过程。

②脉动真空式压力蒸汽灭菌器（灭菌温度和时间分别为 132℃、4min）。脉动真空式压力蒸汽灭菌器的型号很多，使用时可按说明书操作。现以神农牌脉动真空式压力蒸汽灭菌器为例，其使用时操作步骤如下。

Ⅰ．装物。将待灭菌的物品装上灭菌车，打开灭菌室门，把灭菌车推入灭菌室内并关好灭菌室门。

Ⅱ．抽真空和升温。蒸汽进入夹套使灭菌室预热，达到设定的灭菌温度。

灭菌室抽真空，使真空度达到 –0.09MPa 为止。

灭菌室通入蒸汽，使灭菌室压力达到 0.05MPa 为止。

灭菌室抽真空，使真空度达到 –0.09MPa 为止。

灭菌室反复抽真空再进蒸汽，进行 3～4 次的脉动。

Ⅲ．灭菌。脉动到最后一次进蒸汽时，使灭菌室温度达到设定灭菌温度（例如 132℃，0.21MPa），保温 4min 进行灭菌。

Ⅳ．干燥和冷却。灭菌时间达到设定值时，灭菌室开阀排除蒸汽。当压力为零时开始抽真空干燥冷却；当真空度达到 –0.09MPa 时充入洁净干燥空气使压力升高至 –0.02MPa 时，再抽真空到 –0.09MPa 后，再一次进洁净干

燥空气升压到 –0.02MPa。通常反复 3 次脉动干燥冷却后，再进洁净干燥空气使灭菌室压力恢复到零，且灭菌物温度降到 60℃以下时开门取物。

整个灭菌过程均由自动程序控制器进行全过程自动控制。操作时只需输入灭菌温度、脉动次数、灭菌时间，按下启动按钮，灭菌过程就自动进行。直到灭菌完成，灭菌器发出灭菌完成信号，告知操作者开门取物。使用非常方便。

预真空式和脉动真空式灭菌器的特殊检测：脉动真空式压力蒸汽灭菌器和预真空式压力蒸汽灭菌器每天都要进行一次 B–D 检测，以确认灭菌设备运行情况正常。

（3）注意事项

1）灭菌器使用安全检查　灭菌器应按使用说明书的规定定期进行维护保养，使用前应例行检查，保证使用安全和灭菌效果的良好。其中对安全阀、安全联锁装置、密封圈、压力表、温度计、疏水器、控制配件类要着重检查，应保持良好的工作状态，确保使用安全。

使用手提式灭菌器类无加热源的热能控制产品时一定要有操作人员全程监视，一旦安全阀放气，但灭菌室压力还在升高，应切断加热电源或将灭菌器从加热炉子上移开，以免超压过高，安全阀不足以排泄降压而造成爆炸事故。

2）灭菌物品的包装　灭菌物品在包装前或直接放入灭菌室之前应彻底清洗干净和充分干燥。

包装材料应允许物品内部空气的排出和蒸汽的透入。市售的普通铝饭盒与搪瓷盒不得用于盛放待灭菌的物品，应用自动启闭式或带通气孔的器具盛放。

常用的包装材料包括全棉布、一次性无纺布、一次性复合材料（如纸塑包装）、带孔的金属或玻璃容器等。一次性无纺布、一次性复合材料必须经国家有关行政部门批准方可使用。新包装材料在使用前，应先用生物指示物验证灭菌效果。包装材料使用前应先在温度 18 ~ 22℃、相对湿度 35% ~ 70% 的条件下放置 2h，仔细检查有无残缺破损。

布包装层数不少于两层。物品包的尺寸不得超过 30cm×30cm×25cm；金属包的质量不得超过 7kg；敷料包的质量不得超过 5kg。

新棉布应洗涤脱脂后再使用；反复使用的包装材料和容器应清洗后才可再次使用。

杯、盘、盆、碗等器皿类物品尽量单个包装；包装时应将盖打开；若必须多个包装在一起时，所用器皿的开口应朝向一个方向；摞放时，器皿间用吸湿毛巾或纱布隔开，以利蒸汽渗入。

灭菌物品能拆卸的必须拆卸，必须暴露物品的各个表面（如剪刀的刀刃），以利灭菌因子接触物体的所有表面。有筛孔的容器应将盖打开，开口向下或侧放。

物品捆扎不宜过紧，外用化学指示胶带贴封，灭菌包每大包内和难消毒部位的包内放置化学指示物或生物指示物。

3）装载 下排气式灭菌器的装载量不得超过柜室内容量的80%。

应尽量将同类物品放在一起灭菌，若必须将不同类物品装放在一起时，则以最难达到的灭菌物品所需的温度和时间为准。

物品装放时，上下左右相互间均应间隔一定距离，以利蒸汽置换空气。大型灭菌器，物品应放于柜室或推车上的载物架上；无载物架的中小型灭菌器，可将物品放于网篮中。

难于灭菌的大包放在上层，较易灭菌的小包放在下层；金属物品放下层，织物包放上层。物品应放于柜室内贴靠门和四壁的位置，以防吸入较多的冷凝水。

金属包应平放；盘、碟、碗等应处于竖立的位置；纤维织物应使折叠的方向与水平面成垂直状态；玻璃瓶等应开口向下或侧放，以利蒸汽进入和空气排出。

启闭式筛孔容器应将筛孔的盖打开。

预真空（脉动真空）式灭菌器灭菌物品的装载量不超过灭菌器额定容量的90%。装载量最小不得小于灭菌器额定容量的10%（预真空式）和5%（脉动真空式），以防止"小装量效应"使残余空气影响灭菌效果。

4）灭菌后物品的处理 检查包装的完整性，若有破损，不可作为无菌包使用。

湿包和有明显水渍的包不可作为无菌包使用；启闭式容器，检查筛孔是否已关闭。

检查指示物变色情况或用生物指示物检测应达到灭菌要求。判定灭菌合格的灭菌物才能作为无菌物品使用。

灭菌包掉落在地或误放不洁之处或沾有水液均应视为受到污染，不可作为无菌包使用。

已灭菌的物品不得与未灭菌的物品混放。

合格的灭菌物品应标明灭菌日期和合格标志。

每批灭菌处理完成后，应按流水号登记，记录灭菌物品包的种类、数量、灭菌温度、作用时间和灭菌日期与操作者等。有温度、时间记录装置的，应将记录纸归档备查。

运送无菌物品的工具应每日清洗并保持清洁干燥；当怀疑或发现有污染可能时应立即进行清洗消毒；物品顺序摆放并加防尘罩，以防再污染。

灭菌后的物品应放入洁净区的柜橱内（或架子上、推车内）；柜橱或架子应由不易吸潮、表面光洁的材料制成，表面再涂以不易剥蚀脱落的涂料，使之易于清洁和消毒；灭菌物品应放于离地高 20 ~ 25cm、离天花板 50cm、离墙远于 5cm 处的载物架上，顺序排放，分类放置，并加盖防尘罩；无菌物品储存在密闭柜橱内并有清洁与消毒措施，专室专用，专人负责，限制无关人员出入。

储存的有效期受包装材料、封口的严密性、灭菌条件、储存环境等诸多因素影响。对棉布包装和开启式容器包装的物品，一般建议在温度 25℃ 以下保存 10 ~ 14d。潮湿多雨季节应缩短存放天数。对于用有阻挡微生物进入的过滤材料包装的物品（例如一次性无纺布、一次性纸和塑纸等），存放天数可延长至半年以上。

5）操作、维护保养　灭菌器的操作使用、维护保养、检查和修理应按照制造单位提供的使用说明书的要求执行。有关人员必须通过有资质的部门培训合格后才能持证上岗。

第四节　干热灭菌器

1. 类型和设计原理

使用干热灭菌器灭菌是一种可靠的灭菌方法，有些消毒物品不适合采用压力蒸汽灭菌的方法，用干热灭菌器灭菌可达到良好的灭菌效果。

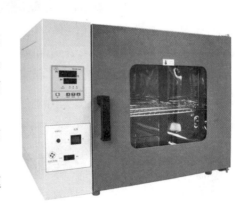

干热灭菌器由箱体、保温壁、加热部件（电加热器或卤素电热管）、特殊的循环风机等组成，风机对风速

进行合理调整，强行使箱内热空气迅速对流，使温度达到均匀。

根据使用的加热方法和加热器位置的不同，可将干热灭菌器分为电热烘箱和干热空气灭菌箱。前者采用底部加热和上、下层通风道，热空气对流太慢。后者采用底部和两侧加热的方法，整体风道、逆风循环、箱内壁设有热空气对流孔，使热风迅速对流，缩短升温时间。

按照干热灭菌器容积的大小又可将其分为不同的型号。

2. 对微生物的杀灭作用

用某品牌干热灭菌器进行试验发现，对用 10% 小牛血清保护的污染在玻片、平纹白布和手术刀片等载体上的嗜热脂肪杆菌（ATCC7593 株）和枯草杆菌黑色变种（ATCC9372 株）的芽孢，在 160℃条件下分别作用 10min 和 40min 均达到了灭菌。一般来说，杀灭细菌芽孢要求温度达 160℃、灭菌时间为 60min。对于细菌繁殖体、真菌和一般病毒来说，灭菌温度 120℃、持续时间 30min 即可达到消毒效果。

3. 影响消毒作用的因素

温度和作用时间可影响消毒效果，温度升高、作用时间延长，消毒效果提高。对枯草杆菌黑色变种芽孢的杀菌效果，在140℃、160℃和180℃条件下，分别作用 60min、40min 和 10min 可达到灭菌效果。消毒物品不同，干热灭菌的效果不同。对滑石粉、凡士林、玻璃器皿、金属器械和纸，在 160℃条件下作用 40min 可达到灭菌效果，纱布在相同条件下却不能达到要求。物品装量对温度升降时间和灭菌效果有影响，随物品装量增加，柜室内从室温升到 160℃再降到 80℃的时间有所延长，从而影响消毒效果。

菌体外有机物的保护可使微生物更难以被干热杀灭。活性水 a_w 和相对湿度（relative humidity，RH）可影响干热消毒效果。a_w 是指微生物细胞或芽孢里面可利用的相对的水。如果微生物细胞或芽孢的含水量和周围环境中的水分相平衡，则在理论上微生物的 a_w 等于外部的相对湿度。微生物的抗热力在干热（$a_w < 1.0$）时比在湿热（$a_w = 1.0$）时强。在干热灭菌时，$a_w = 0 \sim 1.0$，a_w 越接近 1.0，消毒效果越好。相对湿度指示微生物周围大气中水分的状况。湿热灭菌时相对湿度 =100%（或 1.0），干热灭菌时相对湿度 < 100%，可以是 0 ~ 100% 之间的任何数值。相对湿度越高，灭菌效果越好。

4. 在公共场所消毒中的应用

（1）使用范围

干热灭菌是在烤箱内进行的，适用于在高温下不损坏、不变质、不蒸发物品的灭菌和消毒。例如，美容美发店用于人体的器械和用品；洗浴和足浴店用的修足刀具；饭店用的碗筷；医院的器械和用品，如手术刀、剪、镊、凡士林、纱布、滑石粉等以及骨科器械（如锤、锯、钢针、骨夹板等）。

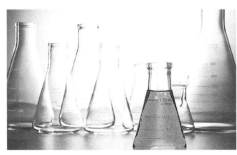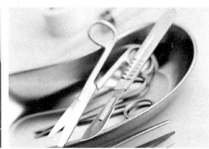

（2）使用方法

干热灭菌器的规格、型号较多，所以在使用前，首先要了解设备的结构和技术参数，必须掌握设定方法和操作程序，该灭菌器设有微机控制方式，具有自动和手动操作程序。可按设定的工作温度、灭菌时间、强风循环等工作内容自动完成，完全实现全过程自动化。按说明书要求使用即可。

①温度范围：50 ~ 300℃（可调）。

②温度和作用时间：灭菌，160℃，60min；高效消毒，160℃，30min；一般消毒，120℃，30min。

③加热方式：电加热（大型，可用蒸汽加热）。

灭菌前首先应将消毒的物品充分洗净，方可进行干热灭菌或消毒。

1）自动操作程序

①设定：接通电源，将所需的技术参数进行设定确认。

②运行：箱内自动升温，风机运行，去除冷空气。

③灭菌：当箱内达到设定的灭菌温度时，进行灭菌时间记录。

④冷却：箱内加温系统停止，风机继续运行，转入空气自然降温状态。

⑤结束：当箱内温度低于60℃时出现信号告知，此时可以开门取物。

2）手动操作程序　一般是针对特殊的灭菌和实验需要、技术内容有改动或逐项的数据验证等都可以采用手动操作程序。操作方法为按下"手动"

操作键即可实现。

（3）注意事项

按干热灭菌器的产品使用说明书进行安装、使用、维护，确保灭菌器的安全使用。

待灭菌物品在干热灭菌前应充分洗净，防止造成灭菌失败或污物炭化。玻璃器皿应洗净干燥后再进行干热灭菌；消毒物品不宜重叠；灭菌时勿与加热壁接触；灭菌后应待箱内温度降至40℃方可开门，以防炸裂。

物品包装不宜过大，安放的物品勿超过灭菌器内室高度的2/3；物品之间应留有空隙，以利于热空气的对流；粉剂和油脂不宜太厚，一般为1.3cm，以利于热穿透。

灭菌过程中不得中途打开灭菌器的门放入新的物品。

灭菌时间的记录必须从灭菌室内达到设定温度时开始计算。

开门取物应采用无菌操作方法，保证物品不受微生物的污染。灭菌完毕后关闭电源。

第五节　紫外线消毒箱

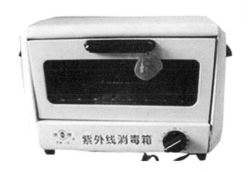

利用高强度紫外线消毒灯配以反射装置制成紫外线消毒箱，可在短时间内杀灭微生物，在公共场所消毒中用于美发美容工具、小型娱乐用品、餐（茶）具、灯的消毒。

1. 类型和设计原理

将高强度高臭氧紫外线杀菌灯装入箱体内，配以优良的反射装置。其设计原理是利用紫外线近距离照射，再加以反射，获得很高强度的杀菌紫外线，使消毒物品上的微生物在很短的时间内被杀灭。同时，紫外线灯能产生高浓度的臭氧，在紫外线的照射下臭氧分解，产生大量初生态氧，有强大的氧化作用，对紫外线照射不到的表面也可达到消毒效果。同时在消毒箱的壁上配以反射材料，使照射到消毒箱壁的紫外线反射回消毒箱内，不但增加了照射表面的面积，也增强了紫外线的强度。

紫外线消毒箱的腔体有圆形、方形和长方形等。紫外灯距中心的距离不超过15cm。中间有网状的放物架，使架上的物品能接收到紫外线照射。

紫外线消毒箱设有照射时间指示、紫外线灯工作指示；箱门有良好的密闭性能，以防臭氧泄漏。

2. 对微生物的杀灭作用

在消毒箱内高强度紫外线和高浓度臭氧的协同作用下，可以杀灭各种微生物，包括细菌繁殖体、芽孢、病毒、真菌和结核杆菌等。

一个直径20cm、高25cm的消毒箱，内装3支12W高强度H型紫外线杀菌灯，消毒箱内各点的紫外线强度均在$10000\,\mu W/cm^2$左右。消毒箱对玻璃片载体上的微生物有良好的杀灭作用：对大肠杆菌、金黄色葡萄球菌等细菌繁殖体作用1s，杀灭率达到99.9%以上；对白色念珠菌作用15s，杀灭率达到99.9%以上；对乙型肝炎表面抗原照射30s，可灭活。消毒箱对物品上的自然菌作用60s，杀灭率达到90%以上。

3. 影响消毒效果的因素

1）消毒对象表面性质的影响　无孔硬质表面上的微生物易于杀灭，但当作用时间达到15s时，铝片、玻璃片、纸片上的微生物均可杀灭99.9%以上。

2）有机物的影响　微生物体外有机物的保护可影响消毒效果，但在高强度紫外线和高臭氧的作用下仍可将其杀灭。

3）温度的影响　在6~35℃范围内，温度升高，消毒效果加强。在较低的温度下需要延长照射时间。

4）消毒物品放置位置　放在紫外线照射到的位置的物品消毒效果好，而且距紫外线灯管越近效果越好。但因消毒箱内各点均有较高的紫外强度和臭氧浓度，故消毒箱内各部位都应有良好的消毒效果。载物架（网）对消毒效果影响不大。

4. 消毒作用原理

紫外线照射主要作用于微生物的核酸，在 DNA 上形成胸腺嘧啶二聚体（TT），在 RNA 上形成脲嘧啶二聚体（UU），导致微生物死亡。

臭氧的强氧化作用可破坏微生物的蛋白质，尤其是与微生物生命有关的酶。当酶受到破坏时会影响微生物的代谢，从而导致微生物死亡。

5. 在公共场所消毒中的应用

（1）适用范围

在公共场所消毒中，紫外线消毒箱主要用于小件用品和器械的消毒，包括公共场所的生活用品、文体活动用品、小件办公用品、诊疗器械和用品、文件、理发美容工具、扦足用的器械、手表、玩具等的消毒。

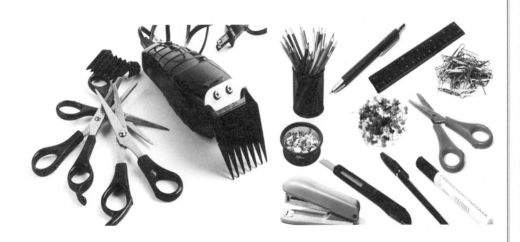

（2）使用方法

按说明书操作，合理放置消毒物品，根据消毒对象和要求的灭菌保证水平设定照射时间。

（3）安全性和注意事项

① 紫外线不能直接照射到人，在开启紫外线灯前，必须确认门已关闭。消毒时，消毒箱的任何部分都不得泄漏紫外线。紫外线对消毒物品无损害。

② 消毒箱附近（1m 范围内）臭氧浓度不能高于 $0.2mg/m^3$。

③ 臭氧对橡胶有破坏作用，因此不宜用于橡胶制品的消毒。

④ 消毒物品应尽量暴露于紫外线下，并按说明书的要求放置物品。

6. 紫外线强度和臭氧浓度的测定

（1）紫外线强度的测定

采用紫外线照度计测定，按说明书操作。

（2）臭氧浓度的测定

采用臭氧浓度测定仪测定，按说明书操作。

第六节 中央空调消毒装置

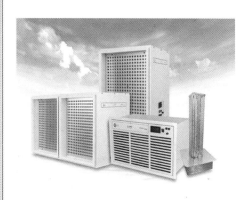

卫生部于2006年连续发布了《公共场所集中空调通风系统卫生管理办法》等一系列文件，规定了公共场所运行的中央空调通风系统必须具有"空气净化消毒装置"；而且中央空调通风系统应当经过卫生学评价合格后方可投入运行。因此，新建、改建和扩建的中央空调通风系统都必须安装空气净化消毒装置。

1. 类型和设计原理

消毒中央空调根据其设计和功能可以分为消毒风机盘管式消毒中央空调和消毒风管式消毒中央空调；根据所装消毒部件又分为紫外线消毒型、过滤除菌型和紫外线＋过滤装置型。其中以后者为好，具有除尘和杀菌的双重功能。各类型又可根据每小时处理风量的不同分为若干型号。

以某品牌消毒中央空调器为例，其设计是运用紫外线消毒的物理原理，结合空调通风换气和过滤技术，并特别设计了反射聚焦装置，使输出的气体为消毒后的洁净气体。同时，应用计算机芯片设计智能反馈控制系统，用弱电（安全电压）控制操作，使消毒中央空调可根据需要选择通风和消毒运行状态；能随意设定连续、间断和定时开（关）的运行模式；设有自动记忆功能和自动记录功能，能记忆上次运行的状态和模式，并能记录消毒灯工作时间和累计工作时间；可调节风量；设有消毒灯故障自动报警显示和自锁功能。

（1）消毒风机盘管式和风管式消毒中央空调

消毒风机盘管安装于中央空调的水－盘管系统末端，由过滤器、通风机组、消毒室、换热器机组、外壳组件和控制系统组成。在通风机组的作用下，室内浑浊气体首先从回风口进入系统，经过滤器过滤，阻挡了＞0.5mm的尘埃和空中悬浮物，经通风机组进入装有紫外线灯组和聚焦器的消毒室，并被高强度紫外线光照射，混杂在气流中的微生物被杀灭，然后气流经换热器处理，成为冷/热气体，经送风管，从散流器到出风口之后扩散到室内空间，既达到调节空气温度的目的，又清除了空气中的微生物。消毒风机盘管工作原理如下图所示。

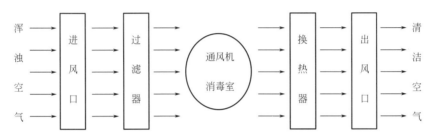

在中央空调上安装消毒风管，也可使中央空调具有消毒功能。消毒风管由送风机组和紫外线消毒室等部件组成，可以安装在送风或回风系统的各个部位，为了安装、检修和维保工作的方便，适宜安装在空调送风室的送风系统上，是风管系统的组成部分，根据消毒杀菌的要求，可以多只消毒风管串接。在送风机组的作用下，浑浊气体沿送风管进入消毒风管，经过消毒室时被高强度紫外线光照射，空气中的微生物被杀灭，再从消毒风管流出，经送风管输送到所需的室内空间。

（2）消毒中央空调消毒盘管的命名

用"XFP"表示普通消毒产品、用"XXFP"表示强消毒产品，规格划分时以 170m³/h 的风量为一档，附注产品的管排特性、安装特性、左右位置和出风余压，各种规格输出都有相应制冷量或制热量以满足空调的需求。以最常用的 XXFP-04WA303CL 消毒风机盘管机组为例，"XXFP"表示强消毒系列，可达到控制空气中菌数 ≤ 200 CFU/m³ 的要求；"04"级表示该消毒风机盘管的设计风量为 4×170=680m³/h，相应的制冷量为 4260W，相应的制热量为 7070W；"WA"表示机组的安装形式为卧式暗装；"303"表示机组出风口余压为 30Pa，3 排单冷管，无复合配置（供热）管；"CL"表示加长型接水盘配置的左接水结构。

2. 对微生物的杀灭作用

（1）消毒风机盘管式消毒中央空调理论消毒效果

消毒风机盘管按每小时换气量划分规格，每种规格均按换气量和杀菌灯的照射强度进行设计和计算。以最常用的 XXFP–04WA303CL 消毒风机盘管机组为例，该规格产品有 2 套蜗体组合，各设置 2 支 18W "H" 型弧形紫外灯管，每支灯管的辐照强度在 3cm 处最高强度达到 9000μW/cm^2。紫外线在消毒室的聚焦增强后，消毒室内每一点的紫外辐照强度平均达到 22300μW/cm^2，气体通过消毒室所接受的紫外线剂量如下。

① 设定气体流量为：680 m^3/h ÷ 2=0.0944m^3/s。

② 气体通过消毒室的流速为：680m^3/h ÷ [3600s/h × 2 ×（0.230m × 0.115m）] =3.5707m/s。

③ 气体经过照射区的时间为：0.225m ÷ 3.5707m/s=0.063s。

④ 受照射剂量为：22300μW/cm^2 × 0.063 · s=1405μW · s/cm^2。

设杀灭微生物所需紫外线照射剂量平均为 4500μW · s/cm^2，在 1405μW · s/cm^2 照射剂量下，不同通风次数的微生物杀灭率如下。

气流第 1 次通过时平均杀菌率达到：1405 ÷ 4500=31.22%。

气流第 2 次通过时平均杀菌率达到：31.22%+（1–31.22%）×31.22%=52.69%。

气流第 3 次通过时平均杀菌率达到：52.69%+（1–52.69%）×31.22%=67.46%。

气流第 4 次通过时平均杀菌率达到：67.46%+（1–67.46%）×31.22%=77.62%。

气流第 5 次通过时平均杀菌率达到：77.62%+（1–77.62%）×31.22%=84.61%。

气流第 6 次通过时平均杀菌率达到：84.61%+（1–84.61%）×31.22%=89.41%。

气流第 7 次通过时平均杀菌率达到：89.41%+（1–89.41%）×31.22%=92.72%。

气流第 8 次通过时平均杀菌率达到：92.72%+（1–92.72%）×31.22%=94.99%。

气流第 9 次通过时平均杀菌率达到：94.99%+（1–94.99%）×31.22%=96.55%。

气流第 10 次通过时平均杀菌率达到：96.55%+（1–96.55%）×31.22%=97.63%。

一般情况下，中央空调系统的换气次数设定为 6 ~ 10 次 /h，如换气次数为 8 次 /h，即消毒中央空调工作 1h 后消毒效率达到 94.99%，并随着开机工作时间延长，换气次数增加，杀菌效率逐步提高。

（2）消毒风管式消毒中央空调理论消毒效果

根据中央空调风管系统的设计原则，风管中的气体流速应控制在5m/s左右，此时能效比最高。消毒风管用"XFG"表示，风管横截面的尺寸参数表示风管规格。以常用的 XFG630×320 为例，表示该消毒风管的截面为矩形，两边长分别为 630mm 和 320mm。如换气次数按 8 次/h 计算，1 支该规格的消毒风管可供应 450m³ 的空间使用。气流经过消毒风管时所受紫外线剂量为：在 630mm 长的矩形边上，两面各设置了 4 支 30W "H" 型紫外灯管；在 320mm 长的矩形边上，两面各设置了 2 支 30W "H" 型紫外灯管；紫外灯管的辐照强度在 3cm 处的最高强度为 14000μW/cm²。在 12 个光源的照射下，经过消毒风管内壁的反光聚焦和增强后，风管中心辐照强度为 96000μW/cm²。气流经过照射区的时间为 425mm÷5m/s=0.085s；受照射剂量为 96000μW/cm²×0.085s=8160μW·s/cm²，达到了一般微生物的死亡剂量。

（3）实测效果

消毒中央空调的消毒效果受多种因素的影响，例如试验空间空气中的原始菌数、采样方法等，所以理论消毒效果和实测消毒效果会有一定的差别。有报道，开机 1h、2h 和 3h 对空气中自然菌的杀灭率分别为 82.26%、87.17% 和 92.08%，与理论值趋势一致，但低于理论值。

3. 影响消毒作用的因素

（1）紫外线杀菌灯的质量

紫外线杀菌灯的中心波长是 257.3nm，正好在杀菌紫外线波长范围（240 ~ 280nm）内，是杀菌能力最强的波长区段。优质紫外线杀菌灯必须具有较强的杀菌能力，同时还应有较少的臭氧产生、极低浓度的氮氧化合物和较长的使用寿命。选用高质量的紫外线杀菌灯是确保消毒效果和安全性的重要前提。紫外线杀菌灯的照射强度是消毒杀菌的主要元素，选择相应功率和形状的紫外线杀菌灯，以满足消毒效果和安装的需求。

（2）紫外线杀菌灯的安装和组合方式

气流点的照射强度与照射距离的平方成反比；多光源照射时，气流点的照射强度是各光源作用于该点照射强度的叠加之和；在布局上，多灯呈线性布局时，要避免照射死角，并尽可能达到等强度照射；同时，要最大限度地减少杀菌灯对气流的阻力。

（3）气流速度

气流速度越快，受照射的时间就越短．对微生物的杀伤力就越小。气流受照射时间与速度成反比。

影响气流速度的主要因素是通风截面、通风道气流阻力和根据室内空间设定的流量。气流速度过慢、换气量达不到要求会产生浑浊气体。

（4）电源

空气消毒器外接电源的电压、电流、频率都会影响紫外线杀菌灯的发光能力和使用寿命。因此，要求使用稳压电源。

（5）环境

紫外线杀菌灯工作环境的温度、相对湿度、空气洁净度、安装稳定性（振动）等对消毒效果和使用寿命均会产生影响。因此，要求使用环境条件为：温度 5 ~ 40℃，相对湿度 ≤ 80%，大气压力 860 ~ 1060hPa；工作电源 220V、50Hz，周边无振动源。尽可能减少环境对消毒效果和使用寿命的影响。

（6）反光聚焦装置

合理的反光聚焦装置可有效提高气流受紫外线光的照射强度。提高的程度与选用的材料和设计的曲面结构有关。

4. 在公共场所消毒中的应用

（1）使用范围

在公共场所消毒中，消毒中央空调的系统可对有人活动的环境进行持续的空气消毒，适用于医疗卫生服务单位的候诊厅、病房、手术室、传染病区、办公楼等场所的消毒，公共交通服务单位的大厅、办公室等的消毒，幼儿园、学校、写字楼的办公室、会议室、银行、证券营业所、餐饮、宾馆、娱乐场所等公共场所的消毒。

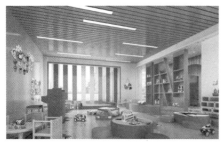
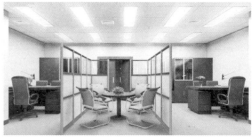

（2）使用方法

1）安装 消毒中央空调是中央空调系统的末端装置，安装于所需的空间，由专业工人安装机组和连接电路，其明/暗装形式与室内装饰相适应。

2）使用方法 电源接通时，操作面板红色指示灯亮，操作按钮可设置通风/消毒运行状态；可设置连续、间断或是定时开/关的模式；可设置高、中或低三挡风机转速；可设置负离子的开与关；可设置控制温度，由系统智能反馈给电磁阀，自动开/闭通流口径，以节约能源。所有的设置操作均在操作液晶屏上直观显示。

3）报警 通风机和消毒功能出现故障时，液晶屏上会出现相应的报警显示。

（3）安全性和注意事项

消毒中央空调产生的臭氧浓度 ≤ 0.2mg/m³，紫外线泄漏量 ≤ 0.2μW/cm²，均在安全范围内。但在使用过程中应定期测定。

消毒中央空调使用环境条件：温度 5 ~ 40℃，相对湿度 ≤ 80%，大气压力 860 ~ 1060hPa；工作电源 220V、50Hz，环境无振动。

阻挡在过滤器外的杂物会阻碍气体流动，需及时清除。每年至少清洗 2 次。

发现有报警指示时应及时检修；严禁非专业人员擅自拆机。

第七节 紫外线消毒灯

紫外线消毒灯属于汞蒸气放电灯，灯管用石英玻璃管或透短波紫外线的玻璃管制成，内充低压的惰性气体和汞蒸气，两端为金属冷电极或热灯丝电极，通电后产生以波长 253.7nm 为主的杀菌紫外线。

1. 类型和设计原理

（1）热阴极低压汞紫外线灯杀菌

这种灯的制备原理是用钨丝绕成双螺旋灯丝，涂上碳酸钡、碳酸锶、碳酸钙混合物，通电加热时，混合物被激活分解形成钙、锶、钡氧化物。灯启动时，灯丝加热，氧化物发射电子轰击灯管内的汞蒸气，致使汞原子的外层电子跃迁到高能级轨道位置，使汞原子成为激发态的原子。跃迁到高能级轨道上的电子仅能停留 $10^{-11} \sim 10^{-5}$ s，然后又跃回外层低能级轨道，同时释放出能量，并以紫外线的形式表现出来。这种灯辐射的紫外线 95% 以上波长为 253.7nm，同时也有少量波长为 184.9nm、404nm、435nm、545nm、577nm、579nm 的紫外线辐射。

低压汞灯内充入汞蒸气的压力为 0.8Pa，一般采用对紫外线透过率 > 80% 的石英玻璃作灯管。这种灯在温度为 40℃ 时辐射强度最大。低压汞灯又有下述几种类型。

1）直管式紫外线杀菌灯　直管式紫外线杀菌灯是最经典的紫外线杀菌灯，灯管长度和直径可用公式计算。用石英玻璃管制备的直管式紫外线杀菌灯，30W 灯的辐射强度在 90μW/cm² 以上（1m 处），要求使用中不得低于 70μW/cm²。使用寿命为 3000h。还有功率为 40W、30W、20W、15W、10W、8W、6W、4W 等的灯。

2）H 型热阴极低压汞紫外线杀菌灯　9W 的 H 型灯在距灯管 3cm 处的辐射强度 ≥ 9000μW/cm²。30W 的 H 型灯在距灯管 100cm 处的辐射强度 ≥ 200μW/cm²。

3）低臭氧紫外线灯　无论是直管式还是 H 型灯，均可制成低臭氧紫外线灯，方法是在石英玻璃中加入 0.01% ~ 0.05% 氧化钛和 0.07% 氧化铝，使波长 < 200nm 的紫外线被吸收，产生的臭氧很少。

4）高臭氧紫外线灯　这种灯在产生大量 253.7nm 紫外线的同时也辐射较强的 184.9nm 的紫外线，从而产生大量的臭氧，由于臭氧和紫外线有协同杀菌作用，故提高了消毒效果。

（2）冷阴极低压汞紫外线杀菌灯

该灯用镍制成电极，在石英灯管内充入汞和氩气，靠强电场的作用，使冷阴极发射电子轰击汞原子，使其激发发光。灯管可以做成各种形状，例如盘香形、U 形、直管形等，辐射的紫外线 60% 以上波长为 253.7nm。

（3）高压汞紫外线杀菌灯

灯管内汞蒸气的压强大致为几个大气压，功率可达 500 ~ 1000W 或更高，在辐射光谱中有一小部分是杀菌紫外线，但总能量大，仍不失为良好的消毒紫外线光源，一般用于水的消毒。

2. 对微生物的杀灭作用

杀菌作用最强的波段为254nm，用飞轮牌紫外线灯进行的试验发现，紫外线可以杀灭各种微生物，包括细菌繁殖体和芽孢、分枝杆菌、真菌、病毒等。每种微生物都有其特定的紫外线死亡剂量阈值。杀菌剂量（K）是照射强度（I）和照射时间（t）的乘积，即$K=It$。在紫外光源的强度高于$40\mu W/cm^2$时，高强度短时间或低强度长时间照射均能获得同样的效果。紫外线对物体表面微生物的致死剂量为：金黄色葡萄球菌$2180\sim4950\mu W\cdot s/cm^2$；白色葡萄球菌$3300\sim4200\mu W\cdot s/cm^2$；大肠杆菌$2100\sim6400\mu W\cdot s/cm^2$；绿脓杆菌$6500\mu W\cdot s/cm^2$；灵杆菌$5500\mu W\cdot s/cm^2$。紫外线对微生物的杀灭剂量可用数学模型估计（下式中y为杀灭率，x为剂量）：蜡样杆菌芽孢，$\lg(100-y)=10.7142-2.4078\lg x$；枯草杆菌黑色变种芽孢，$\lg(100-y)=9.1013-2.05431\lg x$；大肠杆菌，$\lg(100-y)=7.4113-2.16921\lg x$；白色葡萄球菌，$\lg(100-y)=10.3662-2.7391\lg x$。对水中的微生物，杀灭率为99.9%时需要的剂量为：枯草杆菌芽孢$40000\mu W\cdot s/cm^2$；大肠杆菌和金黄色葡萄球菌$12000\mu W\cdot s/cm^2$；结核杆菌$20000\mu W\cdot s/cm^2$；流感病毒$>5000\mu W\cdot s/cm^2$。

一般来说，革兰氏阴性菌对紫外线最敏感，其次为革兰氏阳性球菌，细菌芽孢和真菌孢子抵抗力最强。病毒也可被紫外线灭活，其抵抗力介于细菌繁殖体和芽孢之间。

紫外线高抗者有枯草杆菌芽孢、耐辐射微球菌和橙黄八叠球菌；中抗者有微球菌、鼠伤寒沙门氏菌、乳链球菌、酵母菌属和原虫；低抗者有牛痘病毒、HIV、大肠杆菌、金黄色葡萄球菌、普通变形杆菌、布鲁尔酵母菌和T3大肠杆菌噬菌体。枯草杆菌黑色变种ATCC 9372株已被用作紫外线消毒指示菌株。

3. 在公共场所消毒中的应用

（1）使用范围

适用于医院内的公共场所和公共用品、文化娱乐场所、浴业服务单位、宾馆、饭店、酒吧、茶馆、公共交通工具（公共汽车和出租车、轻轨和地铁车厢、飞机和轮船船舱）、商店和购物场所、社区活动场所、学校、图书馆和书店、公用二次供水水箱和储水容器、游泳池、银行和货币、幼托机构、体育场所和公共健身器材、美容美发店、空调系统等。

（2）使用方法

1）对物品表面的消毒

① 照射方式。最好使用便携式紫外线消毒器近距离移动照射，也可采取紫外灯悬吊式照射。小件物品可放入紫外线消毒箱内照射。

② 照射剂量和时间。不同种类的微生物对紫外线的敏感性不同，用紫外线消毒时必须使用达到杀灭目标微生物所需的照射剂量。杀灭一般的细菌繁殖体时，应使照射剂量达到 $10000\mu W\cdot s/cm^2$；杀灭细菌芽孢时应达到 $100000\mu W\cdot s/cm^2$；病毒对紫外线的抵抗力介于细菌繁殖体和芽孢之间；真菌孢子的抵抗力比细菌芽孢更强，有时需要照射剂量达到 $600000\mu W\cdot s/cm^2$；在消毒的目标微生物不详时，照射剂量不应低于 $100000\mu W\cdot s/cm^2$。照射剂量是所用紫外线灯在照射物品表面处的辐照强度和照射时间的乘积。因此，根据紫外线光源的辐照强度可以计算出需要照射的时间。

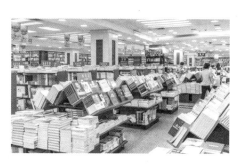

2）室内空气的消毒

① 间接照射法。首选高强度紫外线空气消毒器，不仅消毒效果可靠，而且可在室内有人活动时使用，一般开机消毒 30min 即可达到消毒合格。

② 直接照射法。在室内无人条件下，可采取紫外线灯悬吊式或移动式直接照射。采用室内悬吊式紫外线消毒时，室内安装紫外线消毒灯（30W 紫外线灯在 1m 处的强度＞ $70\mu W/cm^2$）的数量为平均每立方米不少于 1.5W，照射时间不少于 30min。

3）水和其他液体的消毒　对水和其他液体的消毒可采用水内照射或水外照射。采用水内照射时，紫外光源应装有石英玻璃保护罩。无论采取何种方法，水层厚度均应小于 2cm，同时根据紫外光源的强度确定水流速度。消毒后的水必须达到国家规定标准。

（3）注意事项

① 在使用过程中，应保持紫外线灯表面的清洁，一般每 2 周用酒精棉球擦拭一次。发现灯管表面有灰尘、油污时应随时擦拭。

② 用紫外线灯消毒室内空气时，房间内应保持清洁干燥，尽量减少尘埃和水雾。温度低于 20℃或高于 40℃、相对湿度大于 60% 时应适当延长照射时间。

③ 用紫外线消毒物品表面时应使照射表面受到紫外线的直接照射，且应达到足够的照射剂量。

第八节 甲醛消毒箱

甲醛消毒箱是利用甲醛气体消毒的设备，主要用于生活用品及医用诊疗器材的消毒。这里介绍普通手动操作的甲醛消毒箱和自动控制的甲醛消毒箱。

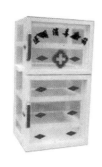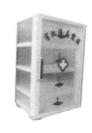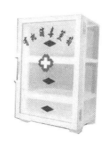

1. 类型和设计原理

（1）普通甲醛消毒箱

内部尺寸为高 1.59m，宽 0.7m，深 1.7m。内设有物品架供放消毒器材，并有一个风扇分散甲醛气体和氨气。消毒箱是密闭的，由软管和控制部分连接，气体发生装置为 2 个容量为 500mL 的瓶子，分别盛福尔马林和氨水，共用一个蒸发器和一个鼓风机。

（2）自控甲醛消毒箱

除装有消毒箱和反应皿外，还包括与反应皿连通的一个甲醛储罐，在连通它们的管道上设置有电磁阀，控制甲醛投放。消毒箱与蒸发器相通；蒸发器通过投氨电磁阀与氨储罐连接；消毒箱底部装有进气阀，其入口与风机连接；风机入口处接空气过滤器。消毒器顶部装有排气阀，其连接三通处理器，处理器上端通道口经加水阀与上水管连接，下端接排水管。在上述管路上设置的各电磁阀及风机与程序控制电路连接。该消毒箱使用的甲醛蒸气可以通过反应法制得。

上述两种消毒箱均没有进行抽真空处理，仅能对甲醛蒸气接触到的器材表面进行消毒处理。

2. 对微生物的杀灭作用

甲醛杀灭微生物的机制主要是烷基化作用，甲醛分子中的醛基可与微生物蛋白质和核酸分子中的氨基、羧基、羟基、巯基等发生反应，从而破坏生物分子的活性，使微生物致死。

甲醛是第一代化学灭菌剂，其液体和气体对所有的微生物都有杀灭作用，包括细菌繁殖体、芽孢、真菌和病毒。甲醛气体的消毒效果可靠，使用方便，对消毒物品无损害。

3. 影响消毒效果的因素

（1）温度

温度对甲醛消毒效果有明显的影响，随着温度的升高，杀菌作用加强。用甲醛气体消毒，温度低时，空气中的甲醛容易聚合而失去消毒作用，并且在被消毒物品表面容易冷凝成多聚甲醛粉末。温度升高，既可增加空气中甲醛的含量，又可减少由于甲醛聚合和物品的吸收而造成的损失，有利于提高消毒效果。温度可加强甲醛气体的穿透力，消毒温度应保持在 50～80℃。

（2）有机物

甲醛气体的穿透力很差，即使很薄的一层有机物的保护也会大大影响消毒效果，故对有机物污染的物品消毒时需要延长作用时间或增加消毒剂浓度。

（3）相对湿度

相对湿度过高或者过低都不利于消毒效果的正常发挥。相对湿度在一定范围内（50%～90%）时，杀菌速度随着相对湿度的增加而加快。用甲醛消毒箱消毒时，一般要求相对湿度应在 70% 以上，以 80%～90% 为宜。

（4）被消毒物品的性质和厚度

由于甲醛气体的穿透能力差，故不能有效地杀灭污染在织物深层及其包裹很紧的包裹内衣物上的微生物。用甲醛消毒箱消毒时，消毒物品最好是单件物品摊开放置，这样有利于与甲醛气体的有效接触从而提高消毒效果。

（5）浓度和作用时间的关系

当相对湿度和温度不变时，甲醛气体的消毒速度与浓度之间基本上是直线关系，浓度越高，消毒速度越快。这个规律至少在 0.04 ~ 0.31mg/L 的浓度范围内是适用的。

（6）气体的来源

甲醛气体可由福尔马林或多聚甲醛产生。在相对湿度为 33% 时，多聚甲醛产生的甲醛气体的杀菌作用明显优于福尔马林产生的甲醛气体；当相对湿度达到 100% 时，2 种来源产生的甲醛气体的杀菌作用和对物品的穿透性则无明显差别。

（7）消毒物品的表面性质

不同的物体表面对甲醛气体的吸收不同，表现出杀菌效果的差异。粗糙有孔的表面如棉布等容易吸收甲醛，而光滑的表面则相反，所以污染在布片上的细菌容易杀灭，而玻璃、金属表面上的细菌则难杀灭。在平行比较试验中还发现，乳胶片表面最难消毒，这表明在甲醛熏蒸消毒时，不同的物体表面所选择的消毒剂量不同，监测消毒效果时选择染菌载体应充分考虑其代表性。

4. 在公共场所消毒中的应用

（1）适用范围

甲醛消毒箱用于对湿、热敏感、易腐蚀的医用诊疗用品、美容美发器械、皮毛服装、纸币、纸张的消毒。

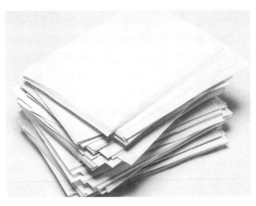
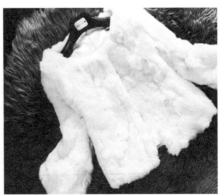

（2）使用方法

常用的甲醛消毒剂有福尔马林和多聚甲醛两种。甲醛气体可通过加热福尔马林或多聚甲醛获得，也可采用甲醛消毒液雾化法得到。使用甲醛气体消毒，必须在甲醛消毒箱中进行，消毒箱必须有良好的甲醛定量加入和气化装置。甲醛消毒箱必须有可靠的密闭性能及控温、控湿装置，消毒过程中不得有甲醛气体漏出。

（3）注意事项

用甲醛蒸气消毒物品时，不可使用自然挥发法；所用消毒箱必须有良好的密闭性能。消毒时应严格控制相对湿度，相对湿度不应低于70%；被消毒物品应摊开放置，中间应留有一定空隙，污染表面应尽量暴露，以便甲醛气体有效地与之接触；不能用于具有狭长内腔的诊疗用品的消毒；消毒后一定要去除残留的甲醛气体，可用抽气通风或用氨水中和；用甲醛气体熏蒸的消毒物品若为多孔性的，则应适当增加甲醛用量；甲醛本身对物品无明显损害，但甲醛溶液中存在的微量甲酸可使金属生锈，对橡胶和塑料也有轻度损害。甲醛气体对人体有一定的毒性，主要有：对呼吸道有强烈的刺激性；对皮肤黏膜有刺激性；过敏反应；当吸入高浓度甲醛气体时损害中枢神经系统；导致中毒性肺水肿；长期接触对人有致癌作用。

第九节 臭氧消毒器

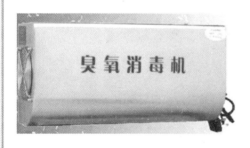

臭氧消毒器是由臭氧发生器和附件组成的消毒设备。臭氧发生器所产生的臭氧是由3个氧原子组成的氧的同素异形体，是一种强氧化剂，具有广谱、高效的杀菌作用。

1. 类型和设计原理

（1）利用无声放电（或称间隙放电）**法产生臭氧的臭氧消毒器**

空气或氧气在一对间距很近的高压电极间通过时，氧气发生电离，产生臭氧。此法相对简单，但臭氧产率较低（3%左右），能耗较大。

（2）利用光化学（紫外线）**法产生臭氧的臭氧消毒器**

使用波长185nm左右的紫外线激发空气中氧气分离成氧原子，再聚合成臭氧。大气臭氧层就是这样形成的。此种臭氧发生器臭氧产量低，在消毒中通常与紫外灯产生的紫外线共同起杀菌作用。其优点是对湿度、温度不敏感。可通过功率线性控制臭氧浓度、产量。

（3）利用沿面放电（或称电晕放电）**法产生臭氧的臭氧消毒器**

沿面放电法是近年来国内发展较快的臭氧发生技术。原理是在高压、高频、强电场作用下，气体沿电介质表面发生脉冲电晕放电，产生低温等离子体，使氧分子在10ns内分解成单氧原子，在数十纳秒内氧分子结合成臭氧。此法可产生20%的高浓度臭氧，使臭氧发生器的小型化成为现实。

（4）利用电解法产生臭氧的臭氧消毒器

电解法可能是制取臭氧效率最高的方法。近期，电解纯水或电解质溶液制取臭氧的工程化技术有很大进展，具有臭氧浓度高、成分纯净、在水中溶解度高的优势。此法不以空气为原料，会带来一定不便，也正因此不会产生对人体有害的 NO_x。

（5）利用陡变电场法产生臭氧的臭氧消毒器

采用此法既可降低能耗，又可制取大产量的臭氧。但目前尚处于探索阶段。按臭氧产生元件的结构可分为管式（玻璃管、搪瓷管、陶瓷管）和板式。按臭氧产生激发电源频率分为工频、中频、高频。一般管式常采用工频、中频电源，而板式常采用中频、高频电源。

不管是管式还是板式臭氧发生器，工作时都会产生高温，使臭氧气体迅速分解，减少臭氧产量，甚至会损坏发生器。为了降温和提高臭氧产率，通常要增加空气冷却或水冷却的部件，称为风冷式和水冷式。

一般臭氧发生器以空气为臭氧的制造原料，适合于臭氧量不大、浓度要求不高的场合的消毒；若需要臭氧量大或浓度高时，就需要以氧气为原料，要在发生器中增加制氧部件，特殊情况下会直接采用纯氧作气源。环境温度越低、相对湿度越小，产生的臭氧量越大，有些情况下还要安装干燥除湿的部件。

以设定发生量的臭氧发生器为主体，辅以必要的配件，可制成适用于不同消毒对象的臭氧消毒器。臭氧消毒器按安装方式可分为固定式和便携式。按外形构造分为台式、立式、卧式、一体式和分体式。按用途分为臭氧水消毒器、空气消毒器、臭氧洗涤消毒器、臭氧消毒箱、臭氧消毒脚盆、臭氧餐具消毒柜灯。有些中央空调臭氧空气净化系统配臭氧监测器，可以随时检查臭氧浓度的变化，便于在有人的情况下安全地对室内空气进行净化。

2. 对微生物的杀灭作用

臭氧是一种高效、广谱杀菌剂，可杀灭细菌繁殖体和芽孢、病毒、真菌等，并可破坏肉毒杆菌毒素。一般来说，臭氧对水和空气中的微生物杀灭作用较强，而对污染在环境和物品表面的微生物杀灭作用较慢。不同臭氧消毒器的杀菌作用差别很大，消毒效果取决于臭氧发生器的类型、臭氧浓度、控制的温度和相对湿度范围、消毒作用的时间等。

（1）细菌繁殖体

臭氧可较快杀灭细菌繁殖体，但不同细菌对臭氧的抵抗力不同。一般认为较敏感的细菌有枯草杆菌、肠系膜杆菌、金黄色葡萄球菌、大肠杆菌等；普通变形杆菌的抵抗力稍强；无色杆菌、假单胞菌的抵抗力最强。

（2）细菌芽孢

臭氧对空气中、水中和表面上的细菌芽孢均有杀灭作用，但对物体表面上的细菌芽孢的杀灭作用较差。

（3）病毒

臭氧可以杀灭病毒，包括人免疫缺陷病毒Ⅰ型（HIV-1）、脊髓灰质炎病毒、轮状病毒、细小病毒、单纯疱疹病毒、柯萨奇病毒、流感病毒等。

（4）真菌

臭氧对真菌的杀灭作用和细菌繁殖体相似。

（5）原虫

臭氧对水中隐孢子虫囊和贾第鞭毛虫囊的杀灭作用也较好。

3. 影响消毒作用的因素

一般来说，臭氧浓度越高、作用时间越长，杀菌作用越强；随着温度升高，臭氧的杀菌作用加强。相对湿度越大，杀菌效果越好，在干燥环境下杀菌效果差。有机物增多、水的 pH 值升高、水的浑浊度增大都会降低消毒效果。

4. 对微生物的杀灭机理

臭氧杀菌主要是依靠其分解后产生的单原子氧和溶于水后羟基自由基（·OH）的氧化能力。臭氧先与细胞壁和细菌膜的脂类双键反应，穿破细胞壁进入细胞壁内，作用于外壳脂蛋白和内面脂多糖，最后导致细胞的通透性发生改变，直到微生物细胞死亡。进一步研究表明，臭氧可破坏微生物的 DNA 或 RNA，从而把微生物杀灭。

5. 在公共场所消毒中的应用

（1）使用范围

1）臭氧水消毒器 大型臭氧水消毒器可用于自来水厂水消毒、污水消毒、游泳池循环水处理。小型臭氧水消毒器可用于居民住宅水箱或装在自来水龙头上产生直饮水。

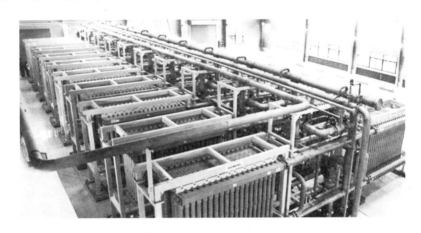

2）臭氧表面消毒器 装在洗菜机和果蔬解毒机上，用于果蔬的消毒；装入鞋柜、衣柜内，对柜内鞋袜、衣物、被褥进行消毒和去除异味；装在洗碗机、消毒柜中，可对餐饮用具表面进行消毒；装在医用消毒器上，可对病人用被褥、衣物进行消毒；装入冰箱、冰柜内，可对水果、蔬菜、蛋类、肉类、食品类物品进行防腐保鲜、消除异味。

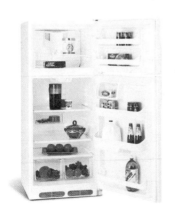
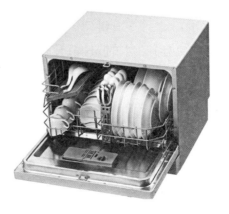

3）臭氧空气消毒器　用于候车室、影剧院、医院等大型室内公共场所及居室内空气净化，杀灭空气中的微生物，氧化分解有机挥发物，去除异味，提高空气质量；也可用于火车空调车厢和公交空调汽车的空气消毒。

（2）使用方法

虽然低浓度的臭氧也有杀菌作用，但臭氧消毒器的作用时间不能太长。用臭氧空气消毒器杀灭空气中的自然菌，臭氧浓度为 $20mg/m^3$，作用时间为 30min，杀灭率可达到 90% 以上；用臭氧水消毒器杀灭水中的微生物，对治疗用水，臭氧浓度应为 0.5 ~ 1.5mg/L，水质较差时为 3 ~ 6mg/L，作用时间 > 10min，可达到消毒要求；杀灭医院污水中的微生物，臭氧浓度为 15 ~ 20mg/L，作用时间为 10 ~ 15min，可达到排放要求；杀灭游泳池水中的微生物，用臭氧浓度 1 ~ 2mg/L，作用 1 ~ 2min，可取得满意效果；用臭氧消毒器杀灭表面污染的微生物，臭氧浓度应在 $60mg/m^3$ 以上，相对湿度 ≥ 70%，作用时间 > 120min，杀灭率可达到 90% 以上。臭氧水作为消毒水使用，水中臭氧浓度 ≥ 10mg/L，作用时间 60min，可达到消毒合格要求。

由于臭氧消毒器的规格和型号各式各样，使用时应根据用途和环境条件选择不同的臭氧消毒器，按说明书的要求正确使用。

（3）注意事项

① 高浓度臭氧对人体有害，国家规定大气中的臭氧允许浓度为 $0.2mg/m^3$，消毒时必须保证环境中臭氧浓度符合国家要求。不能将臭氧发生器输出口直接对着人的口和鼻。

② 臭氧为强氧化剂，对铜、铁、碳钢有腐蚀作用；对不锈钢基本无腐蚀；对氯丁橡胶有影响，使弹性降低；对硅橡胶基本无影响；对有色织物有漂白作用。使用时应避免臭氧对消毒物品的损害。

③ 温度、湿度、有机物、pH 值、水的浑浊度和色度均影响臭氧发生器的杀菌效果，使用时应扬长避短，去除不利因素。

④ 臭氧不稳定，容易分解，无法保存，臭氧消毒器应现场使用，现场发生 O_3 气体。

⑤ 由于气体流动会使臭氧消毒器内部逐渐积累灰尘，故应定期清理保养。

第十节 戊二醛气体消毒器

1. 消毒器的类型和设计原理

戊二醛消毒器有半自动操作和电脑程序全自动控制消毒等类型。消毒过程分雾化、戊二醛气体进入、杀菌、后期处理4个步骤。消毒液经定量加液系统注入消毒器内，设定恒温温度，戊二醛溶液经雾化加热成气体上升至消毒室，使得戊二醛由液态转为雾态，达到气化的要求，同时使微生物更加湿润，使之对戊二醛更加敏感。通过蒸发器蒸发为气体及气溶胶，内置气体搅动风机促使柜内空气进行循环，达到柜内消毒的目的，并在消毒完成后由空气泵抽出解析，经过解析后的空气再次注入柜内以免外界空气进入柜内产生二次污染，同时也保证柜内气体无溢出，对环境无污染。

2. 戊二醛气体对微生物的杀灭作用

戊二醛属广谱、高效消毒剂，对细菌繁殖体、细菌芽孢、分枝杆菌、真菌和病毒均有杀灭作用，故使用范围比较广泛。碱性戊二醛的蒸气对污染于不锈钢环载体上的 9 种微生物的杀灭作用及杀灭 90% 所需时间（D 值）列于下表。

微生物	D 值 /min
大肠杆菌	1 ~ 2
绿脓杆菌	2 ~ 4
灵杆菌	1
金黄色葡萄球菌	1 ~ 2
粪链球菌	1 ~ 2
Luteus 小球菌	1 ~ 2
蜡样杆菌芽孢	30 ~ 45
枯草杆菌芽孢	15 ~ 25
巨大杆菌芽孢	25 ~ 40

戊二醛熏蒸消毒器柜内采用循环风，戊二醛气体的流动加快，缩短了消毒时间，同时由于气体运动速度快，被消毒物品的表面不断更新戊二醛分子，从而使反应更彻底，灭菌效果更完全。

对戊二醛和甲醛气体的消毒效果比较研究发现，在相同的条件下戊二醛对大肠杆菌和蜡样杆菌芽孢的杀灭作用比甲醛强。由于戊二醛不易挥发，故要获得一定浓度的气体——气溶胶戊二醛，必须增大加药量，即使如此，当戊二醛的加药量与甲醛相当时前者的消毒效果仍较后者强。

3. 影响消毒效果的因素

（1）温度

在药物浓度和其他条件基本相同的情况下，观察到戊二醛气体的消毒效果随温度的升高而加强，在 10 ~ 40℃范围内，其温度系数 $Q_{10}=2$，即温度每升高 10℃，消毒活性增加 2 倍。杀灭大肠杆菌和蜡样杆菌芽孢的 D 值随温度的升高而减小。温度对戊二醛气体杀灭芽孢作用的影响程度比对繁殖体的作用更为明显。

（2）相对湿度

戊二醛气体杀菌效果最佳的相对湿度为80% ~ 90%。因为戊二醛极易溶解于水，所以当相对湿度接近100%时发生水凝聚作用，可将药物从空气中冲刷掉，这就是在很高的相对湿度下空气中戊二醛浓度极低的原因。在较低的相对湿度下，戊二醛杀灭芽孢的作用是很慢的，并发现对繁殖体细菌的 D 值也是很高的。

（3）加药方法和加药量

用喷雾法和水溶液加热煮沸法对消毒器加药，试验柜内戊二醛的浓度和消毒作用基本相同。当加药量为 $500mg/m^3$ 时，消毒器内气体——气溶胶戊二醛的浓度可达到 $15mg/m^3$；但若再增加药量，柜内戊二醛气体的浓度无明显增加。推测原因，可能由于喷雾的水滴使其降落在表面或者加热时造成戊二醛变形，导致其浓度趋于稳定。

（4）pH 值

戊二醛喷雾液的 pH 值不像它作为液体消毒剂时那样重要。有些比较性研究表明，缓冲到 pH 值为 8.0 的喷雾液，其消毒作用并不显著优于未经缓冲的酸性戊二醛溶液。

4. 在公共场所消毒中的应用

（1）适用范围

适用于对不耐热、不耐压、不耐湿、怕腐蚀的金属、塑料、橡胶、玻璃、纸张、布类物品及各种器械的消毒。

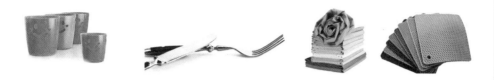

（2）使用方法

不同类型的戊二醛气体消毒器使用方法不同，可参照说明书操作。以全自动戊二醛气体消毒器为例，其使用方法如下。

将适当浓度的戊二醛溶液加入容器内，打开电源开关，设定温度及作用时间，开机后戊二醛溶液经雾化加热成气体进入消毒室内；恒温气化重复循环可加强戊二醛气体对消毒物品的穿透，并使工作过程中内室保持预定的温度、浓度和相对湿度；当达到预定消毒时间时，系统定时自动关机，加热停止；结束后进入排气过程，由空气泵抽出柜内残留戊二醛气体，经分析器解析后排出；向消毒室内充入经过滤的无菌空气，反复冲洗，以使消毒物品中戊二醛的残留量达到标准规定。

（3）注意事项

① 戊二醛消毒器是一种消毒设备，不得用于手术器械、食品和食具等物品的灭菌处理。

② 用户必须使用经国家有关部门批准的戊二醛气体消毒器。

③ 消毒物品放入前必须洗净，且不能重叠，这样有利于气体的穿透。

④ 每次消毒完毕后，必须清洁消毒器内胆，用消毒棉布擦净消毒器内壁及层架。

⑤ 消毒程序结束后方能开柜取物。消毒过程中不能开柜取物，避免戊二醛气体对人体的刺激。

⑥ 连续作用时间达 72h 后对碳钢和铝有轻度腐蚀。

⑦ 消毒器应放置在气体干燥无腐蚀性且通风良好的房间。

⑧ 使用环境必须通风良好，有人员在场进行消毒时必须开启门窗。

⑨ 安装时消毒器应离墙 10cm 以上，并将随机所附的排气管一端与消毒

器排气管连接，另一端置于室外。

⑩ 长期不使用本机或遇雷电时必须将电源插头拔掉。为保证消毒器的电气安全，电源插座必须使用有安全地线的三相插座，以防漏电伤人。

第十一节　餐具消毒器

1. 类型和设计原理

（1）类型

① 按消毒方式分为电热消毒柜，臭氧消毒柜，电热、臭氧、紫外线组合型消毒柜。现在家用食具消毒碗柜的消毒方式一般采用臭氧与紫外线的组合。目前，市场上开始出现微波消毒柜。

② 按安装方式分为壁挂式、台式、嵌入式3种。

（2）食具消毒柜的设计原理

① 食具消毒是利用物理或化学方法杀灭清洗过的食具中病原微生物的过程。市场上五花八门的消毒柜从功能上说，通常只有高温消毒、臭氧消毒和紫外线消毒3种消毒方式以及它们之间的组合消毒方式。

② 电热型消毒柜利用高温发挥杀菌作用。高温对细菌有明显的致死作用。细菌中的蛋白质因受热而发生变性凝固，活性丧失，代谢发生障碍，从而导致细菌死亡。电热型消毒柜的消毒温度应 ≥ 100℃，消毒时间应 ≥ 15min。

③ 臭氧消毒柜利用臭氧的强氧化性进行消毒。臭氧在常温下为淡蓝色的爆炸性气体，有特殊臭味，为已知的最强的氧化剂之一，是一种广谱杀菌剂。但是臭氧泄漏会危害人体健康，作业现场空气中允许的阈限值为 $0.2mg/m^3$。所以，臭氧型消毒柜需在保证臭氧泄漏量 ≤ $0.2mg/m^3$ 的情况下，保持柜内臭氧的浓度，以确保消毒效果。

④ 臭氧加紫外线组合食具消毒柜是利用紫外线和臭氧作为消毒手段的消毒柜。消毒使用的紫外线灯应是高臭氧紫外灯，紫外线的波长范围为200～275nm，其中杀菌作用最强的波段是250～270nm。用于消毒的紫外灯在电压为220V时，辐射的253.7nm紫外线强度应不低于70μW/cm²。紫外线辐射能量低，穿透力弱，仅能杀灭直接照射到的微生物，因此消毒时必须使消毒部位充分暴露于紫外线照射下。紫外灯同时产生184.9nm的波长，该波长的紫外线会激活氧分子（O_2）转化为（O_3），使紫外线直射不到的地方用臭氧来杀菌，从而弥补紫外线杀菌的不足。

2. 对微生物的杀灭作用

① 紫外线可以杀灭各种微生物，包括细菌繁殖体、芽孢、分枝杆菌、病毒、真菌、立克次体和支原体等，具有广谱性。

② 臭氧能杀灭乙型肝炎表面抗原（HbsAg）、甲型流感病毒、脊髓灰质炎病毒Ⅰ型（PVI）、大肠杆菌噬菌体（MS2）、猿轮状病毒（SA-H）和人轮状病毒Ⅱ型、艾滋病毒（HIV）、支原体、衣原体等病原体。

③ 高温消毒是杀菌较为彻底的一种消毒方式。高温消毒柜依赖于大功率系统，以≥100℃的远红外线高温进行消毒，高温可以弥漫整个消毒柜，所以它能够杀死一般的细菌和病毒，包括乙型肝炎病毒。

紫外线-臭氧消毒柜利用紫外线的杀菌谱广、杀菌作用强和臭氧杀菌无死角等优点对餐具进行消毒。方太消毒柜在满载情况下经一个工作周期（消毒30min+暂停30min+烘干30min）对大肠杆菌、脊髓灰质炎病毒的杀菌率均大于99.9999%。

3. 影响消毒作用的因素

下述诸因素均可影响消毒效果。

（1）消毒源（臭氧、紫外线、高温等）**强度、浓度**
消毒源强度越强或浓度越高，消毒时间就越短而且效果就越好。

（2）微生物污染的种类和数量
微生物的种类不同，消毒的效果自然不同。微生物数量也会影响消毒效果，所以在消毒前要考虑到微生物污染的种类和数量。

（3）温度

热力消毒和臭氧消毒的效果随温度的增高而加强。紫外线在42℃以下，温度升高，消毒效果增强。

（4）湿度

消毒器内的相对湿度对消毒效果有明显的影响。紫外线在相对湿度为60%以下时杀菌力较强。而臭氧消毒需要在较高的相对湿度下进行。利用臭氧和紫外线协同作用的餐具消毒器需要设定两者都能接受的合理参数，以60%左右为宜。利用热力消毒的餐具消毒器在相对湿度较高的情况下消毒效果提高。

（5）有机物质

餐具上残留的有机物会影响消毒效果，故待消毒的餐具必须清洗干净。

4. 在公共场所消毒中的应用

（1）适用范围

食具消毒器按消毒方式分，一般可分为常温消毒柜和高温消毒柜。其中，常温消毒柜一般都使用臭氧和紫外线组合的消毒方式，消毒温度一般在60℃以下，适合各类餐具，特别适用于不耐高温的塑料、玻璃制品，目前比较常用。高温消毒柜通常采用红外线加热，消毒温度一般在100℃以上，适于陶瓷、不锈钢等耐高温制品的消毒。有些双门消毒柜的上面一层是臭氧紫外线组合消毒，用于不耐高温的餐具消毒；下面一层是红外线高温消毒，用于耐高温餐具的消毒。

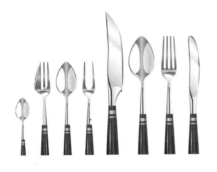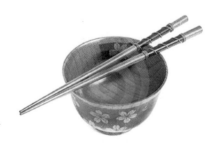

（2）使用方法

① 使用之前，应仔细阅读说明书，按要求正确操作使用。

② 消毒时间一般为30min，或参考使用说明书规定的时间。

③ 消毒过程中不要打开柜门，消毒结束后，柜内温度较高，也不要立即打开柜门，一般要 10min 后方可开柜取物。

④ 餐饮具消毒前必须先洗干净，将水沥干后再放进消毒柜内。

⑤ 放入柜内的食具不要重叠摆放，不能塞得太满，以免影响热流的循环。

⑥ 每周 1～2d 通电消毒一次，这样既可以起到杀菌的目的，又可延长其使用寿命。

⑦ 根据消毒餐具和消毒物品的类型和特点选择合适的消毒柜消毒。

⑧ 不同类型的物品应该分别消毒，例如不能将毛巾和餐具一起消毒。

⑨ 物品不要放得太多，一般在总容积的 2/3～3/4 为宜。

⑩ 每次消毒完毕都要及时关闭电源或拔下电源插头。

（3）注意事项

① 餐饮具在消毒柜中最好竖着放，并且要留有间隙，不可摞在一起。

② 消毒柜不是储物柜，不可将物品长期置于其内，更不可以将湿的物品长期置于其内。消毒柜应水平放置，做到隔墙离地，定期清洗。

③ 一旦发现消毒柜异常，应及时请专业人士检修，切忌自行拆卸。

④ 餐具消毒柜应水平置于安全、平衡的地方，电源插座必须安装可靠的地线。挂在墙上使用时，墙面应牢固，安装时要先将支撑架、膨胀螺钉紧固在墙上，然后再将支撑块套入支撑架上。

⑤ 安放餐具消毒柜的处所应远离热源和煤气、酒精等易挥发、易燃烧的物品，避免潮湿，要防止自来水溅到消毒柜上。

⑥ 所用电源引线不要随意加长，不要贴近餐具消毒柜表面，以免其表面出现过热而使电源线绝缘层失效，引起漏电事故。

⑦ 清洁柜体时应拔下电源插头，宜用中性洗涤剂和湿布擦拭，切勿用水喷淋，否则十分危险。

⑧ 要定期对消毒柜进行清洁保养，将柜体下端集水盒中的水倒出并洗净。

⑨ 清洁消毒柜时，先拔下电源插头，用干净的湿布擦拭消毒柜内外表面，禁止用水冲淋消毒柜。若太脏，可先用湿布蘸中性洗涤剂擦洗，再用干净的湿布擦净洗涤剂，最后用干布擦干水分。

⑩ 要经常检查柜门封条是否密封良好，以免热量散失或臭氧溢出，影响消毒效果。

第三章
公共场所常用消毒剂

第一节　戊二醛消毒剂

1. 理化性质和剂型

可作消毒剂的戊二醛是 1，5- 戊二醛，是一种 5 碳双缩醛化合物。戊二醛可以经加成或缩合反应形成乙缩醛、氰醇、肟、腙等，它的 2 个活泼的醛基可与蛋白质发生交联反应。

市售的戊二醛水溶液原液为无色或淡黄色的油状液体，呈中性，可以任何比例溶于水和醇以及其他有机溶剂。其水溶液在酸性条件下比较稳定；在碱性条件下戊二醛单体易聚合成丁间醇型不饱和多聚体。

近年来我国研究者对戊二醛杀菌作用的增效剂进行了研究，发现在戊二醛溶液中加入阳离子表面活性剂可以明显地增加其杀菌作用，从而研制了强效的戊二醛复合灭菌剂，其 1.0% ～ 1.2% 的浓度相当于 2% 原戊二醛的杀菌效果。

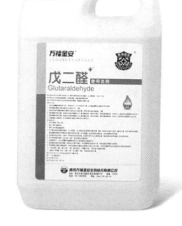

戊二醛消毒剂的剂型有下述几种。

（1）2% 碱性戊二醛水溶液

在 2% 戊二醛水溶液中加入 0.3% 碳酸氢钠而制成。由于戊二醛一经碱化稳定性大大降低，故近年来国内生产戊二醛水溶液时，按比例配以碳酸氢钠装在小塑料袋内，使用前将其放入戊二醛溶液中，使其变成碱性戊二醛，其 pH 值在 8.0 以上。

（2）2% 强化酸性戊二醛

在 2% 戊二醛水溶液中加入 0.25% 聚氧乙烯脂肪醇醚而制成。稳定性强，可使用 1 个月，pH 值在 5.0 左右。其缺点是杀灭芽孢的作用不及碱性戊二醛，且对金属有一定的腐蚀性。

（3）2% 中性戊二醛

将 2% 强化酸性戊二醛溶液用碳酸氢钠调 pH 值至 7.0 而制成。其优点是：具有类似于碱性戊二醛的杀灭芽孢的作用，又具有酸性戊二醛的稳定性，在室温条件下可使用4周。

（4）复方增效戊二醛

含有1.2%戊二醛和表面活性剂、碳酸氢钠、亚硝酸钠的方金1210牌复方增效戊二醛，水溶液的pH值为6～7，具有杀菌作用强、对金属器械的腐蚀性小等优点，可用于内窥镜消毒及器械灭菌。用1.2%浓度的复方增效戊二醛即可达到2%碱性、中性和酸性戊二醛的杀菌效果。

2. 对微生物的杀灭作用

戊二醛属高效消毒剂，具有广谱、高效杀菌作用，可以杀灭包括细菌芽孢在内的各种微生物。

（1）对细菌繁殖体和真菌的杀灭

经典2%戊二醛消毒剂作用2～10min可杀灭99.99%～100%细菌繁殖体；2%碱性戊二醛和酸性戊二醛作用10～30min可杀灭白色念珠菌，60min内杀灭各种真菌；增效的复方1.2%戊二醛消毒剂作用2～10min可杀灭大肠杆菌和金黄色葡萄球菌，作用2～10min可杀灭白色念珠菌。

（2）对细菌芽孢的杀灭作用

2%碱性戊二醛作用3～4h对枯草杆菌黑色变种芽孢可完全杀灭；复方增效戊二醛作用3h对枯草杆菌黑色变种芽孢的杀灭率达100%。

（3）对病毒的灭活作用

戊二醛对各种病毒都有良好的灭活作用，是各种肝炎病毒污染物最有效的消毒剂之一。2%经典戊二醛和方金1210牌复方增效戊二醛作用30min，均可灭活HBsAg。

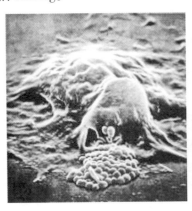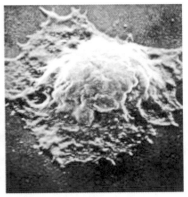

3. 杀灭微生物的机理

戊二醛的杀菌作用主要靠两个活泼的醛基的烷基化作用，直接或间接作用于生物蛋白分子的不同基团，使其失去生物学活性从而导致微生物死亡。

戊二醛直接作用于菌体蛋白和酶蛋白分子，破坏肽聚糖，改变蛋白分子结构，使其丧失原来的生物学活性，细胞呼吸代谢障碍从而导致细菌死亡。

戊二醛可使细菌芽孢外层中吡啶二羟酸释放困难，从而阻止细菌芽孢出芽；同时，交联作用又可使胞壁封闭，致使芽孢和真菌孢子死亡；而增效的方金 1210 牌复方戊二醛，由于发挥了双长链季铵盐的协同作用，从而加速了芽孢和真菌孢子的死亡。

4. 影响消毒作用的因素

（1）微生物的种类
各种微生物对戊二醛的抵抗力不同，一般来说，抵抗力从低到高为细菌繁殖体和亲脂病毒、亲水病毒、真菌、分枝杆菌、细菌芽孢。

（2）消毒液的 pH 值
在碱性条件下戊二醛的杀菌作用加强。

（3）温度
虽然戊二醛在较低温度下也有杀菌作用，但温度对其杀菌作用有明显影响，温度升高，杀菌作用加强。

（4）有机物
有机物对戊二醛的杀菌作用影响较小，但当微生物受浓度较高的有机物保护时对戊二醛杀菌效果也有影响。

阳离子和非离子表面活性剂对戊二醛有增效作用，复配后戊二醛的杀菌作用大大加强。

（5）超声波
用频率为 20kHz 和 27kHz 的超声波处理戊二醛后，戊二醛的杀菌作用加强。

5. 在消毒灭菌上的应用

（1）适用范围

在公共场所消毒中，戊二醛适用于美容、美发用具，扦足用的刀、剪等用品的消毒和灭菌；也适用于医疗卫生单位的内窥镜、手术器械、口腔及妇科等不耐热的医疗器械和精密仪器的消毒和灭菌。

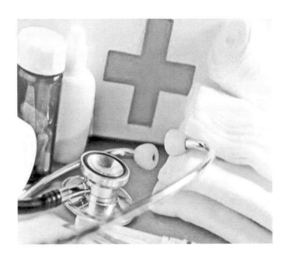

（2）使用方法

消毒处理一般采用浸泡法或擦拭法：将洗净晾干的待消毒处理的医疗器械及物品浸没于戊二醛消毒液中，消毒一般持续 30 ~ 60min，取出后用灭菌水冲洗干净并擦干；对设备及精密仪器进行表面擦拭消毒，可使用戊二醛消毒液擦拭 2 遍，20min 后再用清水擦干。

灭菌处理也用浸泡法：将洗净晾干的待处理的医疗器械及物品浸没于 2% 经典戊二醛消毒液中或 1.2% 方金 1210 牌复方戊二醛消毒液中，浸泡 10h 后，无菌操作取出，用无菌水冲洗干净并无菌擦干后使用。

在公共场所消毒中，戊二醛消毒液的主要用途如下。

① 美容、美发、足浴用品的灭菌。用于扦足和美容手术的器械需要灭菌，可用复方增效戊二醛，例如方金 1210 牌医疗器械消毒液或 2% 碱性、酸性或中性戊二醛灭菌，浸泡时间为 10h，取出后用无菌水冲洗，再用无菌巾擦干净备用。

② 公共卫生服务单位的手术器械的灭菌。2% 戊二醛、1% 强效戊二醛或 1.2% 方金 1210 牌医疗器械消毒液，均可用于手术器械的灭菌，一般浸泡消毒作用时间为 10h，灭菌后应用无菌水冲洗。

③ 公共卫生医疗单位内窥镜的灭菌和消毒。戊二醛是内窥镜消毒和灭菌的首选药物，因其具有高效且快速杀灭微生物的作用、受有机物的影响小、不损坏内窥镜、表面张力小、易于冲洗等优点。一般用 2% 碱性、强化酸性或方金 1210 牌医疗器械消毒液，作用 15min 即可达到消毒效果，灭菌需要浸泡 10h。

（3）注意事项

① 消毒前清洗：灭菌处理前必须彻底清洗器械，干燥后再浸泡于戊二醛消毒液中。

② 防腐蚀：戊二醛对手术刀片等碳钢制品有腐蚀性，使用前应先加入0.5% 亚硝酸钠防锈。

③ 注意使用时间：所附的防锈剂和碳酸氢钠必须现配现用，经活化后连续使用时间不能超过 14d。

④ 检测浓度：使用过程中应加强戊二醛浓度检测。

⑤ 注意个人防护：戊二醛对皮肤黏膜有刺激性，接触戊二醛溶液时应戴橡胶手套和口罩，防止溅入眼内和吸入体内。

⑥ 存放条件：盛装戊二醛消毒液溶液的容器应加盖，在通风良好的环境中使用。

⑦ 使用禁忌：与双长链季铵盐复配的戊二醛消毒液不得与阴离子或肥皂一起使用，也不能与碘或过氧化物同用。

⑧ 去除残留消毒剂：医疗器械浸泡后，使用前必须用无菌水冲洗干净。

第二节 过氧乙酸消毒剂

过氧乙酸又名过醋酸，是一种强氧化剂，具有广谱、高效、快速杀菌作用。缺点是不稳定、易分解、有较强的腐蚀性、对消毒物品有损害。

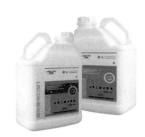

1. 对微生物的杀灭作用

过氧乙酸液体和气体对各种微生物均有较强的杀灭作用。不仅可以杀灭细菌繁殖体、真菌、病毒、分枝杆菌，而且也可杀灭细菌芽孢。

过氧乙酸消毒液对微生物的杀灭作用：过氧乙酸消毒液对一些细菌、真菌、分枝杆菌和病毒具有杀灭作用。杀灭细菌繁殖体的浓度为 100 ~ 1000mg/L，作用 10min 即可；对结核杆菌用 5000mg/L 浓度的过氧乙酸消毒液作用 5min；用 400mg/L 浓度的过氧乙酸消毒液杀灭病毒，需将作用时间延长至 45min；对细菌芽孢用 5000mg/L 浓度的过氧乙酸消毒液，作用 10min 可杀灭芽孢；对乙型肝炎病毒用 5000mg/L 浓度的过氧乙酸消毒液，作用 5min 即可破坏 HBsAg。

过氧乙酸气雾的杀菌作用：用喷雾器将过氧乙酸喷为气溶胶或加热蒸发产生的气体均有较好的杀菌作用。过氧乙酸气溶胶浓度为 1mg/L，在 25℃下作用 20min，可杀灭细菌芽孢。用 0.24mg/L 的气溶胶可在 5min 内全部杀灭黏质沙雷氏菌。0.36mg/L 的气溶胶作用 5min 可完全杀灭巨大芽孢杆菌。过氧乙酸蒸气消毒常用量为 1mg/L，于 15℃、相对湿度为 80% 条件下消毒 30min，可杀灭大肠杆菌、绿脓杆菌、灵杆菌和枯草杆菌芽孢。

2. 影响消毒作用的因素

过氧乙酸的消毒效果受浓度、温度和有机物的影响。用其气体消毒时还受环境的相对湿度等因素的影响。醇类对过氧乙酸有增效作用。

（1）浓度

在 20℃ 时，杀灭大肠杆菌、金黄色葡萄球菌、藤黄八迭球菌和巨大芽孢杆菌的浓度系数（n）为 1.0～2.3，平均为 1.4，即若浓度减半，消毒时间需增加 2～5 倍。

（2）温度

过氧乙酸液体和气体的杀菌作用均随温度的升高而加强，但在低温下也有一定的杀菌作用。在较低温度下杀菌作用明显降低。

（3）有机物

过氧乙酸杀灭被有机物保护的细菌比杀灭纯培养的细菌困难得多。对细菌繁殖体作用时相差 4～15 倍。对细菌芽孢则相差 2～3 倍。有机物对过氧乙酸气体的杀灭作用也有明显的影响。对用 2% 明胶及 10% 乳糖保护的细菌繁殖体的杀灭作用比未被保护者相差 2.7～10 倍。对芽孢则相差 5～8 倍。

（4）醇类的增效作用

过氧乙酸用醇类稀释比用水稀释杀菌作用强。可用乙醇、正丙醇、甲醇等作为稀释剂。若消毒液含 20%～70% 的醇类，则消毒效果可提高 1～4 倍。

3. 杀灭微生物的机理

过氧乙酸以其强大的氧化作用，先破坏芽孢的通透性屏障，进而破坏和溶解核心，使 DNA、RNA、蛋白质及 DPA 等物质破坏漏出，引起芽孢死亡。其强大的杀菌作用是由于酸和氧的双重作用，而活性氧的作用可能更为重要。用电子显微镜观察，可发现用过氧乙酸消毒后，枯草杆菌黑色变种芽孢超微结构的改变，不仅芽孢壳层、皮质等通透性屏障的结构被破坏，芽孢核心也有破坏或溶解。

4. 在公共场所消毒中的应用

（1）使用范围

在公共场所消毒中，过氧乙酸主要用于公共场所环境表面和物品的消毒、卫生洁具的消毒、餐具消毒和室内空气的消毒等。

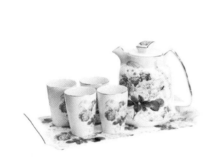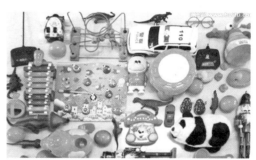

（2）使用方法

1）浸泡法　凡能够被浸泡的物品均可用过氧乙酸浸泡法消毒，例如，茶具、食具、玩具、卫生洁具、玻璃器皿、衣服、毛巾、水果、蛋类、蔬菜、肉类等。浸泡用的过氧乙酸消毒液浓度一般为 400 ~ 2000mg/L，浸泡时间可根据杀灭微生物的种类和使用浓度、温度等参数来确定。消毒液应现用现配。使用配合剂型过氧乙酸时，应将 A、B 液提前混合，使用时稀释到所需浓度。

2）擦拭法　对环境表面和大件物品的表面可采用擦拭法消毒。常用消毒液的浓度为 400 ~ 1000mg/L。

3）喷雾法　用喷雾器将过氧乙酸消毒液喷成气溶胶，不仅可杀灭空气中的微生物，而且对物品表面也有良好的消毒效果。通常使用 400 ~

4000mg/L 过氧乙酸水溶液喷雾。消毒时环境的相对湿度应保持在 60% ~ 80%，药物用量 0.75 ~ 1g/m³，作用时间 1 ~ 2h。

4）熏蒸法 房间的消毒可用过氧乙酸熏蒸法或喷雾法消毒。喷雾法采用含有清香剂的 400mg/L 过氧乙酸溶液对墙壁、门窗、地板喷洒，喷雾后关闭门窗，作用 1h。熏蒸法是将 20000 ~ 50000mg/L 的过氧乙酸置于搪瓷盆内加热蒸发。密闭 1h，过氧乙酸用量 1.0g/m³。在病房中喷洒 10000mg/L 的过氧乙酸，用量为 5mL/m³，作用 15min。

清洗过的食具用 1000mg/L 的过氧乙酸溶液浸泡 2min，然后冲洗。未洗过的食具用 1000mg/L 的过氧乙酸浸泡 3min 以上，洗净。

用 400mg/L 的过氧乙酸擦拭便器马桶，然后用水冲洗，或用 400mg/L 的过氧乙酸浸泡 1h。针对肝炎病毒，用 1000mg/L 的过氧乙酸浸泡物品 1 ~ 2h。

（3）过氧乙酸毒性、对物品的损害和注意事项

过氧乙酸水溶液对小白鼠的 LD_{50} 为 500mg/kg。消毒用的过氧乙酸浓度很低，一般来说是安全的。

过氧乙酸对金属有腐蚀性，浓度越高，腐蚀性越大。5000mg/L 的过氧乙酸对不锈钢、镀铬金属块、铝丝有轻度腐蚀性，对铜、铁、高碳钢的腐蚀性则较强。过氧乙酸对纺织品和毛毯也有腐蚀性。但低浓度的过氧乙酸（200 ~ 4000mg/L）腐蚀性不大。

过氧乙酸易分解，不稳定。低浓度的过氧乙酸更不稳定，故使用时应现配。

第三节 过氧化氢消毒剂

过氧化氢又名双氧水，是一种常用的消毒剂，3% 以下浓度用于消毒，6% 以上浓度用于灭菌。主要用于公共场所环境和物品表面消毒、诊疗器材消毒、皮肤黏膜除菌、空气消毒等。

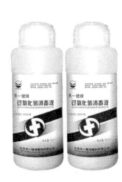

1. 理化性质和剂型

过氧化氢是一种强氧化剂，水溶液呈弱酸性，分子式为 H_2O_2，分子量为 34.015，纯过氧化氢是一种无色透明的液体，稳定性好，加热到 ≥153℃ 时会发生爆炸。液体中的杂质和一些重金属离子及光可加速其分解。锡酸钠、焦磷酸钠等对其有稳定作用。过氧化氢可与水以任何比例混合。

过氧化氢消毒剂可分为单方过氧化氢消毒剂和复方过氧化氢消毒剂。过氧化氢原液含量为 50%。市售单方过氧化氢消毒剂的有效含量为 0.5% ~ 10%。

复方过氧化氢消毒剂是过氧化氢和增效剂、稳定剂复配而成的液体消毒剂，有效成分含量为 0.5% ~ 7.3%，pH 值为 1.5 ~ 5.0，杀菌谱广、杀菌效率根据复方组成不同而明显不同。

复方过氧化氢消毒剂无色透明、无沉淀物、无刺激性气味。所用原材料——过氧化氢质量应符合国家标准《化学试剂 30% 过氧化氢》（GB/T 6684—2002）规定的质量标准，标示含量 35% ~ 50%；其他原料均应符合相关国家标准、行业标准或企业标准的质量要求。

2. 对微生物的杀灭作用

（1）单方过氧化氢消毒剂

0.025% 的过氧化氢可抑制细菌生长。0.1% 的过氧化氢对细菌繁殖体有杀灭作用，3% 的过氧化氢可杀灭结核分枝杆菌和真菌，上述浓度也可杀灭病毒。过氧化氢浓度 ≥6% 时可杀灭细菌芽孢。

（2）复方过氧化氢消毒剂

可有效杀灭各种细菌繁殖体、真菌、结核杆菌、细菌芽孢及各种病毒。

（3）过氧化氢气体的杀菌作用

过氧化氢气体也有很好的杀菌作用，用威理牌空气消毒剂（含过氧化氢 1.2% ~ 1.8%）按 $20mL/m^3$ 喷雾消毒，作用 30min，对空气中的白色葡萄球菌的杀灭率达 99.9% 以上。在一个 $30m^3$ 的房间内喷入 400mL 威理牌空气消毒剂，作用 30min，对空气中的自然菌杀灭率达 91.4%。

3. 影响消毒效果的因素

（1）配方

有许多过氧化氢复方消毒剂产品在推广应用，复配的目的是增效和稳定，有时需要在增效与稳定之间求得平衡。配方成分不同的复方过氧化氢消毒剂的杀菌作用有很大差别。配方的科学性和工艺的合理性对产品的消毒效果有明显的影响。

（2）浓度

通常，过氧化氢浓度越高，杀菌能力越强。

（3）温度

过氧化氢的杀菌作用随温度的升高而加强，温度每升高1℃，消毒速度加快0.5 ~ 3倍。

（4）作用时间

无论用何种浓度的过氧化氢，均为作用时间越久杀菌效果越好。

（5）湿度

用过氧化氢气体消毒时，消毒效果受相对湿度的影响，湿度太低或太高，对消毒效果均有不利的影响，湿度以60% ~ 80%为好。

（6）有机物

当试验菌悬液中含有5%、10%小牛血清时对杀灭枯草杆菌芽孢的作用基本无影响；当含有25%的小牛血清时对杀灭作用有轻度影响。

4. 杀灭微生物的机理

（1）氧化作用

过氧化氢的强氧化性及其氧化产物可直接氧化细胞外层结构，使细胞的通透性屏障遭到破坏，致使细菌体内外物质平衡失调，从而导致细菌死亡。用过氧化氢处理白色念珠菌，在电镜下观察到细菌细胞壁和细胞膜均受到破坏。

（2）分解产物的作用

过氧化氢分解产物如羟基（·OH）和活性［O］等自由基团可直接与微生物蛋白质和核酸发生反应，使物质结构遭到破坏，从而导致其死亡。过氧化氢分解产物可使细菌酶系统受到抑制，且可与酶蛋白中的氨基酸发生反应。另外，过氧化氢进入细胞内可作用于DNA链中的磷酸二酯键，并使其断裂，这些作用都可使微生物死亡。

5. 在公共场所消毒中的应用

（1）适用范围

在公共场所消毒中，过氧化氢可用于物体表面消毒、餐饮具消毒、果蔬消毒、衣服及用品消毒、手和皮肤黏膜消毒、接触人体的器械消毒、浴盆及卫生间用品消毒等。

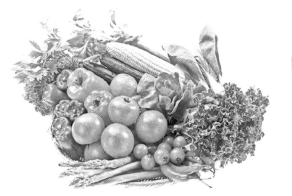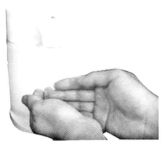

（2）使用方法

过氧化氢消毒剂可以擦拭法、浸泡法、冲洗法、喷洒法和喷雾法方式使用。使用时可根据消毒对象的特点选择消毒方法。

1）环境和物品表面的消毒　可采用喷洒法、擦拭法消毒，对小件物品还可采用浸泡法消毒。根据消毒剂说明书的要求确定使用浓度和作用时间。使用的范围是：浓度0.25%～1.0%，作用时间10～20min。

2）餐饮具的消毒　餐饮具应清洗干净后进行消毒浸泡，消毒后用净水将残留消毒液冲干净。过氧化氢消毒剂的使用浓度范围为0.25%～1.0%，作用时间为20～30min。

3）瓜果蔬菜的消毒　将果蔬清洗后浸入消毒剂内，消毒后将残留消毒剂冲洗干净。使用浓度范围为0.25%～0.5%，作用时间10～20min。

4）纺织品的消毒　污染的工作服、衣服、床上用品等织物，可先在0.25%～0.5%的过氧化氢消毒剂内浸泡10～20min，然后清洗。

注意：过氧化氢消毒剂对有色织物有漂白作用。

5）浴盆及卫生间用品的消毒　对足浴盆、浴缸和卫生间物品清洗后，可用擦拭法、浸泡法或喷洒法消毒。过氧化氢消毒剂的使用浓度为0.5%～1%，作用时间为10～20min。

6）皮肤黏膜的消毒　可用 0.25% ~ 0.5% 的过氧化氢消毒剂进行擦拭、冲洗或喷洒消毒，作用时间为 5 ~ 15min。

7）美容、美发和足浴扦足器械的消毒　可采用浸泡法消毒。将器械清洗后放入含过氧化氢 1.0% 的消毒剂中浸泡，使其完全淹没，容器加盖，浸泡 5 ~ 15min。取出后用无菌水冲洗干净。接触破损皮肤和进入人体内的器械必须灭菌，可用 6% 的过氧化氢消毒剂浸泡灭菌，作用时间为 30 ~ 60min。

8）手的消毒　用 0.25% ~ 0.5% 浓度的过氧化氢消毒剂洗手、泡手、喷洒或擦手消毒，作用时间为 1 ~ 3min。

9）空气消毒　用过氧化氢空气消毒剂喷雾消毒，浓度为 1.2% ~ 1.8%，按 20mL/m³ 计算用量，喷雾后密闭消毒 30min。消毒后开窗通风。消毒时人员不能在室内。

（3）注意事项

该消毒剂不宜和其他消毒液或碱液混合使用；过氧化氢有轻度腐蚀性，操作时需戴防护手套和防护眼镜，一旦接触到皮肤或眼睛，应立即用大量水冲洗；应密封、避光，置于阴凉、干燥、通风处存放；运输及装卸过程应避免包装倒置，并应防止暴晒和撞击。

第四节　单过硫酸氢钾复合盐消毒剂

单过硫酸氢钾是一种氧化型消毒剂，对各种微生物均有杀灭作用。其优点是杀菌谱广、杀菌作用强、消毒效果可靠、易于储存、无残留污染物、使用安全。缺点是水溶液对皮肤黏膜有刺激性、对金属有腐蚀性、对纺织品有漂白作用。但浓度在 1% 以下对皮肤黏膜刺激很小。

1. 对微生物的杀灭作用

国外的研究发现，单过硫酸氢钾消毒剂对人畜共患的具有传染性的 18 种疾病病毒和 10 种常见的细菌、真菌等具有良好的消毒作用。

单过硫酸氢钾复合盐属高效消毒剂，对细菌繁殖体、细菌芽孢、真菌、病毒等微生物均有良好的杀灭作用。对几种消毒指标微生物的杀灭作用见下表。

项目	浓度 /（mg/L）	时间 /min	杀灭率 /%
大肠杆菌	100	5	100
金黄色葡萄球菌	100	5	100
白色念珠菌	70	10	100
枯草杆菌黑色变种芽孢	3700	10	00
禽流感病毒	650	10	100
口蹄病毒	750	5	100

2. 影响消毒效果的因素

1）浓度 过硫酸氢钾的浓度越高，消毒效果越好。一般 5000mg/L 的浓度可以杀灭各种微生物，但浓度越高腐蚀性越强。

2）有机物 由于过硫酸氢钾能够释放出羟基自由基，在有机物存在的情况下消毒作用将明显下降，例如血迹、浓痰、奶液等。

3）还原性物质和碱性物质 由于过硫酸氢钾的氧化性强，比较活泼，遇到还原性物质会发生反应。在碱性条件下，稳定性下降，当水溶液的 pH 值达到 9 时，活性氧将迅速分解。

3. 杀灭微生物的机理

从分子结构看，过硫酸氢钾与过氧乙酸极其相似，过氧键分别与硫原子、碳原子连接。过硫酸氢钾是无机物，其消毒的有效成分是单过硫酸根离子（HSO_5^-），它可将微生物的蛋白质氧化，从而导致微生物死亡。

单过硫酸氢钾应该是中性盐，其水溶液的酸性是由复合盐中硫酸氢钾溶解产生氢离子造成的。但是，过硫酸氢钾在酸性条件下的稳定性要远好于中性条件下，在碱性条件下则会快速分解。

复配后的消毒剂，由于将氯化钠、有机酸与单过硫酸氢钾复合盐复配制成成品消毒剂，在水溶液中，利用单过硫酸氢钾特殊的氧化能力，在水中发生链式反应，不断产生新生态氧、次氯酸，通过氧化、氯化、酸化作用杀死微生物。杀灭微生物后放出的氯化物又会被过硫酸氢钾的活性氧氧化为次氯酸和羟基自由基，较为持久地发生作用。

4. 在公共场所消毒中的应用

（1）使用范围

在公共场所消毒中，单过硫酸氢钾可用于公共交通工具的表面消毒和物品的消毒、车厢空气消毒；文体活动场所人群聚集之前和之后环境和物体表面消毒；公共厕所消毒；医院的门诊墙壁、物体表面擦洗消毒；临时性的饮用水消毒；餐具消毒；家具等的清洗消毒；宠物生活环境和体表消毒等。

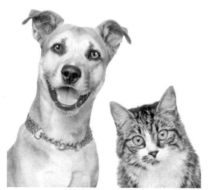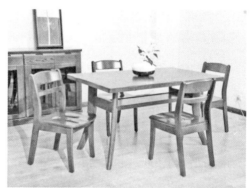

（2）使用方法

1）公共环境物件表面的消毒　可采用喷雾、擦拭等方式消毒。使用浓度为 100 ~ 300mg/L，作用时间为 20min。

2）公共场所的空气消毒　使用浓度为 3000mg/L，用量为 5mL/m^3，采用喷雾消毒的方式，作用时间为 30min。

3）对于医院病房、门诊部、诊疗器材的消毒　不怕腐蚀的物品和具有一定抗腐蚀性的医疗器械可用过硫酸氢钾消毒剂消毒。

4）饮用水深度处理和消毒　可用于自来水的消毒处理，也可用于饮用水的深度处理。一般使用浓度为 0.5 ~ 3mg/L，作用时间为 5 ~ 10min。

5）宠物等的生活环境和体表消毒　对于动物养殖环境和动物体表，配用 500 ~ 700mg/L 的过硫酸氢钾消毒剂水溶液进行冲洗、喷雾消毒和体表清洗。对于水生动物，全池泼洒消毒，每 1000L 水用 0.3 ~ 0.5g 过硫酸氢钾。

（3）安全性和注意事项

在使用中应注意对使用者的保护，例如戴眼镜、口罩、手套等；固态单过硫酸氢钾消毒剂稳定性好，配制成消毒液后存放时间不宜超过48h，宜现配现用；对一些金属制品有不同程度的腐蚀作用，应慎用。

单过硫酸氢钾消毒剂为固体粉末或颗粒，易于运输，储存条件要求不高，安全性好，其毒性很低（几乎无毒），易于冲洗，不会构成二次污染。用于公共场所消毒适应能力强。常见过硫酸氢钾制剂对小鼠的 LD_{50} 数据为4300mg/kg，属于低毒物质，水溶液中的分解产物为硫酸钾，无有害物质。

过硫酸氢钾是氧化剂，对一些金属有腐蚀性，慎用于非不锈钢、非塑料、非陶瓷物品的消毒；对纺织品有损伤作用；对于大理石和水磨石地面略有腐蚀作用，慎用于地面消毒。

第五节　过氧戊二酸消毒剂

过氧戊二酸是一种氧化剂，主要用于环境和物品表面消毒、诊疗器械消毒、室内空气消毒等。

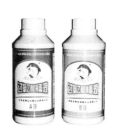

1. 杀灭微生物的作用

过氧戊二酸可有效杀灭包括细菌芽孢在内的各种微生物。用 50 ～ 100mg/L 浓度的过氧戊二酸水溶液在室温下作用 5 ～ 10min，可杀灭细菌繁殖体99.99%以上。用2%浓度作用1h以上，可杀灭细菌芽孢99.99% ～ 100%。真菌对过氧戊二酸具有一定的抵抗力，用2%浓度作用1h，能杀灭白色念珠菌99.9%。固体制剂比液体杀菌能力稍强。

2. 影响杀灭微生物效果的因素

（1）温度

过氧戊二酸消毒剂的杀菌作用随温度的升高而增强，但这种增强变化幅度最大的温度范围为 10 ～ 30℃，呈线性关系。当温度升高到40℃以上时，杀菌作用的增强不明显。所以，过氧戊二酸的最佳使用温度为 20 ~ 35℃。

（2）有机物

使用 2% 浓度的过氧戊二酸时，杀菌效果受有机物影响明显。对不含血清保护的微生物，用 2% 的过氧戊二酸作用 120min 可杀灭细菌芽孢 6 个对数值（杀灭率 99.9999%）；而对含 10% 血清的微生物，在同样条件下只能杀灭细菌芽孢 4 个对数值（杀灭率 99.99%）；对含 30% 血清的微生物，则只能杀灭细菌芽孢 2.8 个对数值；固体制剂受有机物影响小一些。

（3）pH 值

因过氧戊二酸本身为酸性，所以当其水溶液遇碱性物质时，pH 值升高会影响其活性。pH 值大于 4.6 时杀菌效果明显下降，碱性环境下其杀菌作用几乎消失。

3. 在公共场所消毒中的应用

（1）适用范围

在公共场所消毒中，过氧戊二酸主要用于环境、物品表面消毒，器械、餐具、卫生洁具以及空气的消毒，也可用于皮肤和伤口消毒。

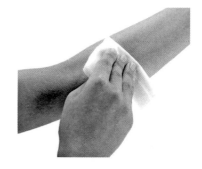

（2）使用方法

1）用品和器械的浸泡消毒　对小件物品和器械，可用过氧戊二酸消毒液浸泡消毒。例如不锈钢器械、橡胶或硅胶制品及其他不怕腐蚀的物品。使用时视污染情况，可用 2% 的过氧戊二酸浸泡 60 ~ 120min，但锋利的手术刀片等不可用其浸泡，以免腐蚀。

2）物体表面擦拭消毒　对于一般污染表面，可用 0.5% ~ 1.0% 的过氧戊二酸水溶液擦拭消毒并保持作用 5 ~ 10min；不得用于精密仪器表面的擦拭消毒，以免造成腐蚀；污染严重的物体表面，用 2% 浓度的水溶液擦洗 2 ~ 3 遍，然后用水擦洗干净。

3）手的消毒　过氧戊二酸在使用浓度下对皮肤无明显刺激性，基本无气味，因而可以用于皮肤消毒。用 0.5% 的过氧戊二酸水溶液对手或其他部位皮肤擦洗 1 ~ 2min，可达到卫生消毒要求。

气溶胶喷雾消毒：过氧戊二酸雾化气溶胶可以消毒环境表面，用0.5%浓度的水溶液进行喷雾消毒，以喷湿为度，作用30～60min。

（3）安全性和注意事项

固体过氧戊二酸在室温下储存1年，其浓度下降不大于10%。液体过氧戊二酸不稳定，使用时应现用现配。过氧戊二酸属于实际无毒级别，亦无蓄积毒性，无致突变作用，0.5%以下浓度对皮肤无刺激作用。

过氧戊二酸具有一定的腐蚀性，2%浓度的水溶液对不锈钢、铝合金等基本无腐蚀，但对碳钢和铜等有明显腐蚀性。

第六节　二氧化氯消毒剂

二氧化氯是一种高效消毒剂，可以杀灭各种微生物。在公共场所消毒中，主要用于耐腐蚀器械和用品的消毒、环境表面和卫生洁具的消毒、餐具茶具的消毒、水的消毒和食品保鲜。

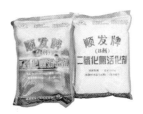

1.对微生物的杀灭作用

二氧化氯是一种高效消毒剂，可以杀灭各种微生物，包括细菌繁殖体、细菌芽孢、真菌、病毒甚至原虫等。各种微生物对二氧化氯的抵抗力不同。

（1）对细菌繁殖体

二氧化氯对细菌繁殖体有强大的杀灭作用，对大肠杆菌，在100mg/L浓度下作用30s杀灭率可达99.999%；对军团嗜肺杆菌，在25mg/L浓度下作用60s杀灭率为99.999%；在500mg/L浓度下作用10s可杀灭猪霍乱沙门氏菌、金黄色葡萄球菌和绿脓杆菌。对污染在坚硬无孔表面上的细菌繁殖体，用浓度为500mg/L的二氧化氯作用10min就可达到满意的消毒效果。

（2）对细菌芽孢

用浓度为500mg/L的二氧化氯作用25min，对枯草杆菌芽孢的杀灭率为99.93%，作用30min时杀灭率可达99.99%。

2. 影响消毒效果的因素

二氧化氯的杀菌效果随时间延长、浓度增加而增强，随有机物浓度增加而减弱。pH 值和活化剂种类能影响二氧化氯的杀菌效果，pH 值较高杀菌效果则差，在酸性（pH 值为 3 ~ 5）条件下杀菌效果较好，pH ＞ 7 时杀菌作用明显下降；而不同活化剂对稳定性二氧化氯杀菌效果的比较结果为盐酸明显优于柠檬酸。

3. 杀灭微生物的机理

二氧化氯分子的电子结构呈不饱和状态，外层共 19 个电子，具有强烈的氧化作用力。细菌、病毒、真菌都是单细胞的低级生物，其酶系分布于膜表面，易受到二氧化氯的攻击而失活。用二氧化氯处理细菌后，其细胞内容物（蛋白质和核酸）没有渗漏出来，说明消毒剂没有破坏细胞壁的完整性，而细胞合成蛋白质的过程却明显被抑制，并且细胞内蛋白质合成受抑制的程度与二氧化氯的用量有机理效应关系。二氧化氯对大肠杆菌 ATP 酶的破坏和使脂质过氧化是大肠杆菌死亡的重要原因。二氧化氯作用于细胞内含巯基的酶从而使微生物灭活。二氧化氯的氧化分解能力可导致氨基酸链断裂，蛋白质失去功能，从而使微生物死亡。它的作用既不是蛋白质变性作用，也不是氯化作用，而是强大的氧化作用。

4. 在公共场所消毒中的应用

（1）适用范围

在公共场所消毒中，二氧化氯消毒剂主要用于公共环境和用品的消毒、饮用水消毒、储水容器的消毒、污水处理、诊疗器械和用品的消毒、餐具和茶具的消毒、卫生洁具的消毒、玩具的消毒、传染病疫源地消毒、食品的消毒和保鲜。

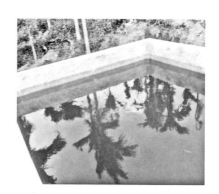

（2）使用方法

1）饮用水消毒　二氧化氯对饮用水消毒，不仅能杀灭水中的微生物，而且能杀灭原虫和藻类，同时提高水质，且有除臭作用。一般天然水中加入量为 2.0mg/L，作用时间为 3min。

2）公共用品的消毒 对于玻璃、塑料、陶瓷类器皿和用品，可用二氧化氯浸泡消毒，在 500mg/L 的浓度下作用 25min。二氧化氯对碳钢有一定的腐蚀作用，对铝和不锈钢有轻度氧化作用，故对金属器械和用品一般不宜用二氧化氯长时间浸泡消毒。

3）卫生防病和传染病人、污染物的消毒 对肝炎病人污染物的消毒，一般物品可用 500mg/L 的二氧化氯活化液擦拭消毒。对公共场所和家庭的环境物品及表面用 200 ~ 500mg/L 的二氧化氯活化液擦拭消毒或喷洒消毒。卫生洁具可用 500 ~ 1000mg/L 的二氧化氯浸泡消毒，作用时间为 30min。

4）餐具、茶具、食品盛器和食品加工设备的消毒 餐具、茶具和食品盛器可用 200mg/L 的二氧化氯消毒液浸泡消毒，作用时间为 1 ~ 5min，消毒后用水冲洗，晾干或烘干。对食品加工设备管道、储槽、混合槽可先洗涤，再用净水冲洗，最后用 80mg/L 的二氧化氯浸泡 30min，用净水冲洗。

5）在食品保鲜上的应用 对肉类、水产品、禽类等，用 40 ~ 60mg/L 的活化二氧化氯消毒液浸渍 5min 可以有效地控制微生物的繁殖。

5. 稳定性、安全性和对物品的损害

固态二氧化氯比较稳定，有效期为 1 ~ 2 年；二元包装的稳定性二氧化氯消毒液，有些产品也比较稳定，有效期也可达 2 年；气态二氧化氯极不稳定。在温度的影响下和光照的作用下，二氧化氯会进行分解。在储存和实际使用时应尽量避光、避热、防潮。

二氧化氯消毒剂对大白鼠的急性经口毒性 LD_{50} 为 2.5g/kg，属实际无毒级；亚慢性毒性试验结果显示，各剂量组血液学常规指标、血清主要生化指标及心、肝、脾、肾等主要脏器的病理组织学检查均无阳性发生。二氧化氯有强烈的刺激性气味，空气中二氧化氯的体积浓度超过 10% 时有爆炸性。

二氧化氯对碳钢等金属有不同程度的腐蚀性，对织物有褪色和破坏作用。有些剂型在保存过程中易发生燃烧现象。

第七节 酸性氧化电位水

酸性氧化电位水是一种效果可靠、安全、环保的消毒产品。具有杀菌广谱且速效、对人体无刺激、属实际无毒级、对环境无污染的特点。

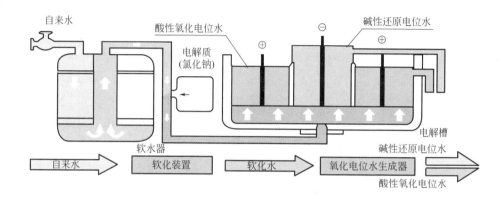

1. 对微生物的杀灭作用

用某品牌酸性氧化电位水生成器生产的酸性氧化水进行消毒试验，作用 1min，杀灭金黄色葡萄球菌、大肠杆菌对数值 ≥ 5.00；作用 1min，杀灭白色念珠菌对数值 ≥ 4.00；消毒作用 2.5min，灭活手足口病 EV71 病毒对数值 ≥ 4.00；作用 5min，灭活脊髓灰质炎病毒对数值 ≥ 4.00；作用 20min，杀灭细菌芽孢对数值 ≥ 4.00。

2. 影响消毒效果的因素

（1）有机物

酸性氧化电位水的杀菌效果易受有机物的影响，因而彻底的清洗是消毒合格的前提，这也是使用其他化学消毒剂都应遵循的原则。

（2）温度

酸性氧化电位水杀灭枯草杆菌黑色变种芽孢的效果随作用温度的升高而增强，在杀菌作用温度为 10℃、20℃和 30℃的条件下，作用 10min 的杀灭率分别为 72.59%、94.09% 和 99.69%，作用 20min 的杀灭率分别为 99.31%、99.99%、100%。可见随温度的升高（40℃以下），酸性氧化电位水杀菌能力提高。对耐甲氧西林金黄色葡萄球菌（MRSA）、大肠杆菌、绿脓杆菌、克雷伯氏肺炎球菌等9种细菌在不同温度下的杀灭试验结果，也说明随温度升高（40℃以下），杀菌作用加强。

（3）保存条件

酸性氧化电位水易受光和空气的影响，氧化还原电位（ORP）随时间和有效氯的丧失而下降，提倡现用现制设备，室温下密闭、遮光储存不超过一周。温度超过56℃可明显降低酸化水的杀菌效果，因此需在56℃以下条件中使用。储存时应选用避光、密闭、硬质聚氯乙烯材质制成的容器。

（4）自来水水质

各个国家和不同地区自来水的硬度、电导率、盐度不同，在电解过程中，这些因素均会影响酸性氧化电位水的指标合格率，影响电极寿命，影响消毒效果。故应根据不同地区自来水的特性，在自来水与酸性氧化电位水生成装置之间进行适宜的前置水处理，以保证酸性氧化电位水各项指标的稳定。

3. 在公共场所消毒中的应用

在电解生成酸性氧化电位水的同时，从电解槽内阴极一侧生成的负氧化还原电位的碱性水溶液称为"碱性还原电位水"，其具有良好的乳化作用，是一种环保型洗涤剂。

（1）适用范围

适用于各种公共场所，例如医疗卫生服务机构、宾馆、饭店、娱乐场所、幼托机构、学校、社区活动室、健身房、运动场馆、浴业（浴室、足浴）、美容美发、保健场所等的消毒。主要用于人员的皮肤、黏膜、手的消毒，餐具、茶具和水果、蔬菜的消毒，食品加工工具的消毒，环境表面和用具的消毒，娱乐和体育器材的消毒，玩具和美容美发用具的消毒，织物和卫生洁具的消毒等。

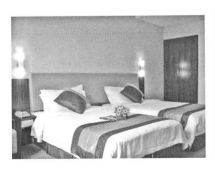 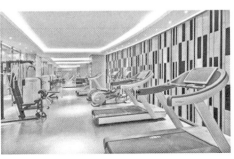

（2）使用方法

1）手的卫生消毒　先用碱性还原电位水冲洗 20s，然后用酸性氧化电位水冲洗消毒 1min，再用碱性还原电位水或自来水冲洗 10s。手部污垢较多时，应先清洗干净再进行消毒处理。

2）皮肤消毒　用酸性氧化电位水流动冲洗浸泡、擦拭（用无纺抹布）或雾化喷敷皮肤表面，作用时间为 3～5min。

3）果蔬消毒　先用碱性还原电位水冲洗，再用酸性氧化电位水流动冲洗浸泡消毒 3～5min，消毒后用水冲洗。

4）餐具和茶具的消毒　用碱性还原电位水或洗涤剂彻底清洗表面油污垢渍，用自来水冲净后，再用酸性氧化电位水流动浸泡消毒 10min。

5）食品加工工具的消毒　用碱性还原电位水或洗涤剂彻底清洗表面污渍，用自来水冲净后，再用酸性氧化电位水流动冲洗浸泡消毒 10min。

6）桌、台、墙面、转运车的消毒　湿式擦拭或冲洗干净后，用酸性氧化电位水擦拭（无纺抹布）或冲洗消毒，作用时间为 3～5min。

7）地面　湿式擦拭或冲洗干净后，用酸性氧化电位水擦拭消毒 1～2 次（应朝同一方向擦拭），每支拖布清洁面积不超过 20m^2。

8）电脑按钮、键盘、把手及仪器表面的消毒　湿式擦拭干净后，用酸性氧化电位水擦拭（无纺抹布）消毒，作用时间为 3～5min。

9）卫生洁具的消毒　清洗干净后用酸性氧化电位水冲洗浸泡消毒，作用时间为 5min。

10）空调的消毒　过滤器、过滤网、冷凝器、冷凝盘拆下清洗干净后，用酸性氧化电位水流动冲洗浸泡消毒，作用时间为 3～5min。

11）一般织物的消毒　清洗干净后，用酸性氧化电位水流动浸泡消毒 3～5min。酸性氧化电位水对织物有褪色作用，有色织物慎用。

12）运动、健身器材的消毒　湿式擦拭干净后，用酸性氧化电位水擦拭（无纺抹布）消毒，作用时间为 3～5min。

13）室内娱乐设施的消毒　湿式擦拭干净后，用酸性氧化电位水擦拭（无纺抹布）消毒，作用时间为 3～5min。

14）玩具的消毒　清洗或湿式擦拭干净后，用酸性氧化电位水流动冲洗浸泡或擦拭（无纺抹布）消毒 3～5min。电动玩具采用擦拭消毒方式。

15）公用理疗健身设备的消毒　湿式擦拭干净后，用酸性氧化电位水擦拭（无纺抹布）消毒，作用时间为 3～5min。

（3）注意事项

① 必须使用原液，不能稀释，现制现用。

② 制备和使用时，确认酸性氧化电位水的理化指标符合要求后才能使用。

③ 室温下密闭、遮光储存不超过一周。

④ 储存时应选用避光、密闭、硬质聚氯乙烯材质制成的容器。

⑤ 不能与其他消毒剂、洗涤剂混用。

⑥ 对除不锈钢以外的金属物品、橡胶有轻度腐蚀作用，消毒后立即用碱性还原电位水冲洗或擦拭。

4. 质量检测方法

pH 值、氧化还原电位（ORP）值的测定

酸性氧化电位水样品倒入 250mL 的烧杯内作为被测水的样品。

测量方法：将酸度计（精度 0.01）测量 ORP 的电极浸入水中，读取 ORP 值。将酸度计的 pH 电极插入被测水中读取 pH 值。读取的 ORP 值和 pH 值即为被测的 ORP 值和 pH 值。

第八节 二溴海因消毒剂

二溴海因的化学名称是二溴二甲基乙内酰脲，是一种新的高效消毒剂，其特点是杀菌谱广、杀菌作用强、性能较温和、对消毒物品损坏较小、安全性好，属实际无毒级消毒剂，环保性好，消毒过程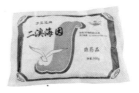中释放出有效溴后分解为二氧化碳、氮气和水，价格也比较便宜。缺点是在水中的溶解速度稍慢。

1. 对微生物的杀灭作用

二溴海因能杀灭各种微生物，包括细菌繁殖体、病毒、真菌、分枝杆

菌和芽孢。对海金牌二溴海因消毒剂用悬液试验测定，在含有效溴 3mg/L 和 1mg/L 浓度下作用 5 ~ 10min，即可将金黄色葡萄球菌和大肠杆菌杀灭 99.9% 以上；以含有效溴 2000mg/L 的二溴海因作用 15min，对枯草杆菌黑色变种芽孢的杀灭率达 99.9% 以上；以含有效溴 1000mg/L 的二溴海因作用 5min，可将悬液中的乙型肝炎表面抗原完全破坏。

2. 杀灭微生物的机理

二溴海因通过破坏微生物的细胞壁、细胞膜、蛋白质和核酸，导致微生物死亡。由于细胞壁破坏致使蛋白质和核酸漏出。在二溴海因的作用下，枯草杆菌黑色变种芽孢的蛋白漏出量随着药物剂量的增加和作用时间的延长而增加。这说明二溴海因对枯草杆菌黑色变种芽孢的壳层具有破坏性作用。用含有效溴 1000mg/L、2000mg/L、4000mg/L 的二溴海因对枯草杆菌黑色变种芽孢作用不同时间后，发现芽孢生命物质 DNA 漏出。经含有效溴 1000mg/L、2000mg/L、4000mg/L 的二溴海因对枯草杆菌黑色变种作用 30min 后，其 DNA 双链发生了断裂（DSBs），作用浓度越高，DNA 损伤越严重。

二溴海因气体对微生物也有良好的杀灭作用，将海金牌二溴海因消毒粉配成浓度为 1000mg/L 的消毒液，按 10mL/m³ 超声雾化，作用 10min，室内的自然菌减少 96.81%。

3. 影响杀灭微生物效果的因素

二溴海因的消毒效果受消毒剂浓度、消毒环境的温度、作用时间等因素的影响。消毒剂浓度增加，杀菌作用加强；消毒环境温度升高，消毒作用提高；作用时间延长，消毒效果更好。微生物如果被浓度较高的有机物保护，则消毒效果会受到影响。

4. 在公共场所消毒中的应用

（1）适用范围

二溴海因主要用于各种公共场所的环境表面消毒和物品的消毒；医疗卫生服务单位的诊疗器械、用品和环境消

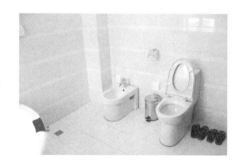

毒；卫生洁具消毒；水果蔬菜和餐具消毒；储水容器消毒、游泳池水消毒等。

（2）使用方法

二溴海因消毒剂（消毒片和消毒粉）的有效溴含量为50%，易溶于水，使用时可用纯净水配成所需浓度的消毒液。采用浸泡、擦拭或喷洒法等消毒。

1）浸泡法消毒　将洗净的待消毒物品浸没于消毒液内，加盖，作用至预定时间后取出。对一般无明显污染的物品用250mg/L的二溴海因，对一般微生物污染的物品用500mg/L的二溴海因作用30min；对致病性芽孢菌、结核杆菌、肝炎病毒、禽流感病毒、非典型性肺炎病毒等污染的物品，用1000～2000mg/L浓度的二溴海因作用30min。

2）擦拭法　对墙面、地面及大件等不能用浸泡法消毒的物品，可用擦拭法。

对被芽孢和结核分枝杆菌污染的物品，用1000～2000mg/L浓度的消毒液喷洒作用60min。

3）超声雾化或喷雾法　对室内空气消毒可用此法。消毒液浓度为1000mg/L，按10～30mL/m³计算用量，雾化或喷雾后作用30min。消毒后开窗通风。消毒时室内不能有人。

4）对水的消毒　消毒剂用纯净水溶解后，倒入水中，视水质污染情况用量为2～5mg/L。用作游泳池水消毒和污水消毒时，应视水质决定用量和作用时间。

（3）注意事项

① 慎用于金属制品和有色织物的消毒。二溴海因对不锈钢等金属制品有轻度腐蚀作用，对碳钢有中度腐蚀性，对织物有轻度漂白作用。

② 消毒粉和消毒片应存放于阴凉、干燥、通风处。

③ 用于果蔬消毒和餐饮具消毒时，在消毒完成后应用清水冲洗。

小贴士：消毒剂的配制方法

公共场所和公共用品的消毒，绝大多数情况用消毒液消毒，因此，消毒人员必须在消毒前把消毒片和消毒粉配成消毒液；用液体消毒剂时也需将消毒液稀释至所需浓度。

1. 用消毒片配制消毒液

可用下述公式计算所用消毒剂片数。

$$所需消毒剂片数 = \frac{拟配消毒液浓度（mg/L）\times 拟消毒液量（L）}{消毒剂有效含量（mg/L）}$$

2. 用消毒粉（或其他固体消毒剂）配制消毒液

可用下述公式计算所用消毒粉（剂）的量。

$$所需消毒粉（剂）量 = \frac{拟配消毒液浓度（mg/L）\times 拟消毒液量（L）}{消毒剂有效含量（mg/L）}$$

3. 把浓消毒液稀释成所需浓度的消毒液

可用下述公式计算所需消毒液原液量（mL）和加水量（mL）。

$$所需消毒液量 = \frac{拟配消毒液浓度（mg/L）\times 拟消毒液量（mL）}{消毒剂有效含量（mg/L）}$$

第四章
公共交通设施的消毒

第一节　公共交通候车室消毒

一、候车室消毒的卫生要求

1）候车室、候船室空气细菌数 ≤ 7000CFU/m^3（撞击法）、≤ 75 个 / 皿（沉降法）。

2）候机室空气细菌数 ≤ 4000CFU/m^3（撞击法）、≤ 40 个 / 皿（沉降法）。

二、候车室的消毒方法

1. 环境和物品表面消毒

候车室、购票厅内的地面、墙壁以及各类物体表面如坐椅、门窗、门把手、水龙头、洗手池、便池等部位应经常用含消毒液的抹布擦抹，保持卫生清洁，可用有效溴含量为 250mg/L 的二溴海因、单过硫酸氢钾、二氧化氯、0.25% ~ 1.0% 的复方过氧化氢消毒液、0.2% ~ 0.5% 的复方季铵盐、聚六亚甲基胍等消毒液擦拭或喷洒，每天 1 次，每次消毒 30min。

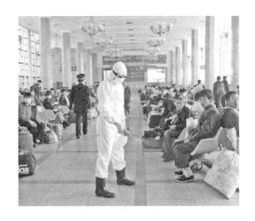

当发现传染病人时，在病人离开后立即进行消毒。用含有效溴 500 ~ 1000mg/L 的二溴海因、单过硫酸氢钾、二氧化氯、3.0% 的过氧化氢消毒液进行擦拭或喷洒。在有传染病流行时可用此方法每天进行数次消毒。

2. 空气消毒

候车室、购票厅的空气消毒首选自然通风，尽可能打开门窗通风换气。如在密闭环境中，可在中央空调中安装中央空调消毒装置，这样进入大厅的空气经过循环消毒可达到卫生要求，它的优点是有人在的情况下也可进行消毒。也可使用化学消毒剂进行空气消毒，用含有效溴1000mg/L的二溴海因，按10～30mL/m³计算用量，超声雾化或喷雾消毒；也可用1.2%～1.8%的过氧化氢空气消毒剂喷雾消毒，按20mL/m³计算用量，每天1次，密闭消毒30min。消毒后开窗通风。消毒时室内不能有人。

当发现传染病人时，在病人离开后，立即进行空气消毒，可用含有效溴1000mg/L的二溴海因消毒剂超声雾化，按10～20mL/m³计算用量；也可用1.8%的过氧化氢或500mg/L的二氧化氯等消毒液喷雾消毒，密闭1h后开窗通风，按15～20mL/m³计算用量。在传染病流行时可用此方法每天喷雾消毒数次。

3. 垃圾桶、痰盂的消毒

每天将垃圾桶、痰盂的内外表面用有效溴含量为1000～2000mg/L的消毒液擦拭或喷洒消毒，30min后用清水冲净。

4. 分泌物、呕吐物、排泄物的消毒

传染病病人或疑似传染病病人的排泄物或呕吐物，每1000mL加二溴海因消毒粉25g，搅匀加盖放置2h。尿液每1000mL加二溴海因消毒粉2.5g，混匀放置2h。成形粪便要用有效溴含量为5000mg/L的消毒液2份加于1份粪便中，搅匀后作用2h。盛分泌物、呕吐物、排泄物的容器使用后可用有效溴含量为5000mg/L的消毒液浸泡30～60min，用水冲净后备用。

5. 便池、下水道消毒

传染病病人用过的便池、下水道用有效溴含量为1000～2000mg/L的消毒液冲洗，停留30min后用自来水冲去残留消毒液。

6. 垃圾处理

可燃物尽量焚烧，也可喷洒有效溴或氯含量为 5000mg/L 的消毒液作用至少 60min，消毒后深埋。

7. 工作人员手消毒

要求服务人员在一般情况下应勤用肥皂和自来水洗手，特别是餐厅服务员，在饭前用含 75% 酒精或 70% 异丙醇的手消毒剂进行擦拭消毒 1 ~ 3min，也可用 0.25% ~ 0.5% 过氧化氢消毒液或氧化电位水等消毒液洗手、泡手或擦手消毒，作用时间 1 ~ 3min。在有传染病流行时更应加强服务人员手的消毒。

第二节　公共交通工具消毒

一、公共交通工具消毒的卫生要求

1. 相关指标

1）旅客列车车厢空气细菌数 ≤ 4000CFU/m³（撞击法）、≤ 40 个/皿（沉降法）。

2）轮船客舱空气细菌数 ≤ 4000CFU/m³（撞击法）、≤ 40 个/皿（沉降法）。

3）飞机客舱空气细菌数 ≤ 2500CFU/m³（撞击法）、≤ 30 个/皿（沉降法）。

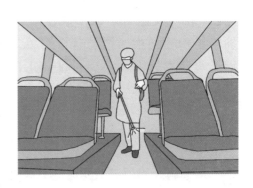

2. 卫生要求

1）火车、轮船、飞机上的饮用水水质应符合生活饮用水卫生标准要求。储水水箱及蓄水设施应定期清洗消毒。

2）供旅客使用的卧具、铺位、席位必须整洁卫生。火车硬卧车厢卧具应单程更换，软卧车厢卧具应一客一换。轮船供三等舱以上旅客使用的卧具应一客一换，供应四、五等舱的卧具应保持清洁。飞机旅客座位头部垫片应做到一客一换，公用毯用后应及时消毒、加封。

3）火车、轮船应有餐（茶）具消毒设备，未经消毒的公用餐（茶）具不得供旅客使用。飞机上供旅客使用的茶具、餐布等必须消毒后上机，应严格执行储藏规定。

4）旅客用毕的一次性塑料餐饮具等容器应及时处理，集中销毁。

5）旅客列车、轮船、飞机上的卫生间的卫生设施应保持完整。卫生间内应无积水、无积粪、无明显臭味。火车和轮船内的厕所不应设座式便器。飞机内的厕所应按要求在马桶内投放化粪剂及消毒剂。

6）车厢和客舱内的蚊、蝇、蟑螂指数及鼠密度应达到全国爱卫会考核规定。若发现"四害"应立即杀灭。车厢和客舱用于消毒的杀虫和灭鼠的药物不得有害于人体健康。

7）旅客的固体废弃物应统一装袋，停站时集中处理，不得随意向窗外抛弃。

二、各类公共交通工具的消毒方法

1. 公交车、长途大巴的消毒

（1）表面消毒

车内应保持整洁卫生。车门、车身内壁、司机方向盘、乘客扶手、座位、拉手等部位要用含消毒液的抹布勤擦洗，保持清洁卫生。每天最后一班车应对上述部位表面用含有效溴 250 ~ 500mg/L 的消毒液或 0.25% ~ 1.0% 的过氧化氢消毒液喷洒或擦拭。车子的坐椅套应保持清洁，每次换洗时用含有效溴 250 ~ 500mg/L 的消毒液浸泡 30min 后用清水冲净，晾干后备用。

当发现传染病病人时，在病人离开后应立即进行消毒，用含有效溴1000mg/L的二溴海因或1.0%的过氧化氢消毒液进行擦拭或喷洒；在传染病流行时，车辆到达终点站后立即用此方法进行消毒。

（2）空气消毒

无空调的车应开窗通风，有空调的车到达终点站后开窗通风。对滤网应每周清洁消毒一次，可浸泡于含有效溴或有效氯250～500mg/L的消毒液中30min后用清水冲净，晾干后使用。

当发现传染病人时，在病人离开后，车厢可用有效溴含量为1000mg/L的二溴海因消毒液喷雾，按20mL/m³计算用量，密闭1h后开窗通风。在传染病流行时，车辆到达终点站后立即用此方法进行消毒。

2. 出租车（含小汽车）的消毒

（1）表面消毒

对车内地面、方向盘、车门拉手、座位等部位要保持清洁卫生。平时用含有效溴或有效氯250～500mg/L的消毒液擦拭表面，每天2次。坐椅套应勤换洗，每次换洗时用含有效溴或有效氯250～500mg/L的消毒液浸泡30min，然后用清水冲净，晾干后备用。

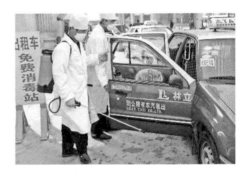

当发现传染病人乘坐时，在病人离开后应立即进行消毒，用含有效溴1000mg/L的二溴海因或1.0%的过氧化氢消毒液进行擦拭或喷洒，坐椅套应立即更换消毒。当传染病流行时，行车间歇可用此方法进行消毒，每天进行数次。

（2）空气消毒

不开空调时，可开窗通风。开空调时，可用小型紫外线空气消毒器消毒。

当发现传染病病人时，在病人离开后，车厢内可用有效溴含量1000mg/L的二溴海因消毒液或1.8%的过氧化氢消毒液喷雾，按15～20mL/m³计算用量，密闭1h后开窗通风。当传染病流行时，可连续开小型紫外线空气消毒器消毒。行车间歇，可用化学消毒剂消毒，方法同前，每天进行数次。

3. 火车、轻轨、地铁车厢的消毒

（1）表面消毒

应保持车厢内环境整洁卫生，硬卧和软卧车厢的卧具应一客一换。火车到达终点站后，用含有效溴 50～500mg/L 的二溴海因消毒剂拖地并擦拭车厢内表面进行消毒，有坐椅套的应勤换洗，每次换洗时用含有效溴 250mg/L 的二溴海因消毒液浸泡 10min，然后用清水冲净，晾干备用。

在发现传染病病人时，病人离开后应立即进行消毒，用含有效溴 1000mg/L 的二溴海因消毒液或 1.0% 的过氧化氢消毒液进行擦拭或喷洒，坐椅套或卧具应立即更换消毒。传染病流行时，车到终点站后可用此方法进行消毒，每天消毒数次。

（2）空气消毒

首选自然通风，应尽量开窗通风换气。有空调的车到站后，打开车门进行通风换气，必要时使用大型电风扇吹风以加大换气量。有中央空调系统的车可安装中央空调消毒装置，这样进入车厢的空气经过循环消毒可达到卫生要求，它的优点是有人在的情况下也可进行消毒。也可采用化学消毒方法，车到达终点站等旅客下车后，关闭车门，用含有效溴 500mg/L 的消毒剂喷雾消毒，密闭 1h 后打开门窗通风。

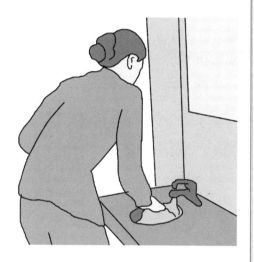

当发现传染病病人时，病人离开后应立即对车厢进行消毒，可用有效溴含量为 1000mg/L 的二溴海因消毒液或用 1.8% 的过氧化氢空气消毒剂进行喷雾消毒，按 20mg/m³ 计算用量，关闭门窗 1h，消毒结束后开窗通风换气。传染病流行时，车到达终点站后用此方法进行消毒。

4. 客机的消毒

（1）表面消毒

客舱内旅客座位头部垫片应一客一换，公用毛毯用后应及时消毒。卫

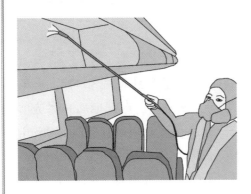

生间的设施保持清洁卫生。对扶梯、把手等部位的表面，在旅客离开后用有效溴含量为 250 ~ 500mg/L 的二溴海因或 0.25% ~ 0.5% 的过氧化氢消毒液擦拭或喷洒，30min 后用清洁的湿抹布擦拭，除去表面残留消毒液。

当发现传染病病人时，病人离开后立即进行消毒。用含有效溴 500 ~ 1000mg/L 的二溴海因或 1.0% 的过氧化氢消毒液进行擦拭或喷洒。传染病流行时，飞机到达终点后立即用此法进行消毒。

（2）空气消毒

机舱是密闭环境，因此有条件的可在中央空调系统安装中央空调消毒装置，这样进入机舱的空气经过循环消毒可达到卫生要求，它的优点是有人在的情况下也可进行消毒，安全可靠。也可在乘客离开后使用化学消毒剂进行消毒，例如过氧化氢空气消毒剂喷雾消毒，密闭 1h 后打开通风系统进行换气。

当发现传染病病人时，病人离开后应立即进行消毒，机舱内用有效溴含量为 1000mg/L 的二溴海因消毒液或 1.8% 的过氧化氢消毒液喷雾，按 $20mL/m^3$ 计算用量，密闭 1h 后打开通风系统进行通风换气。传染病流行时，飞机到达终点后立即用此方法进行消毒。

5. 客船的消毒

（1）表面消毒

客船的船舱、走廊、甲板等应保持整洁卫生。对扶梯、门把手、室内床架、桌椅、厕所、地面等部位的表面，应用清洁的湿抹布和拖把每天擦拭数次，在旅客下船后用有效溴含量为 250 ~ 500mg/L 的二溴海因、二氧化氯、含氯消毒剂或 0.25% ~ 0.5%

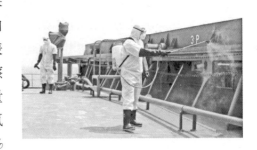

的过氧化氢消毒液擦拭或喷洒，30min 后用清洁的湿抹布擦去残留的消毒液。

当发现传染病病人或传染病流行时，旅客下船后对所有物体的表面用1000mg/L 的含溴消毒剂或 1.0% 的过氧化氢消毒液进行擦拭或喷洒消毒。传染病流行时，客船到达终点后立即用此方法进行消毒。

（2）空气消毒

在旅客上船前进行通风换气。客舱的门窗应经常打开进行通风换气。使用空调系统的应保证有充足的新风输入。也可在中央空调系统安装中央空调消毒装置，这样进入机舱的空气经过循环消毒可达到卫生要求，它的优点是有人在的情况下也可进行消毒，安全可靠。在旅客下船后，各船舱可用含有效溴 1000mg/L 的二溴海因、二氧化氯、含氯消毒剂或 1.2% ~ 1.8% 的过氧化氢空气消毒剂喷雾消毒，密闭 1h 后打开门窗进行通风换气。

当发现传染病人或传染病流行时，在旅客下船后立即进行消毒。船舱内用有效溴含量为 1000mg/L 的二溴海因消毒液或 1.8% 的过氧化氢消毒液喷雾，按 $20mL/m^3$ 计算用量，密闭 1h 后打开门窗进行通风换气。传染病流行时，客船到达终点后立即用此方法进行消毒。

6. 工作人员手的消毒

各公共交通工具上的各类服务人员必须注意个人卫生。在为旅客服务前应先用肥皂或抗菌洗手液用流动水洗手，尤其是炊事员、供应饭菜的服务人员必须随时清洁消毒手，可用含 75% 酒精或 70% 异丙醇的手消毒剂、浓度为 1000mg/L 的碘伏、氧化电位水等进行擦拭消毒 1 ~ 3min，也可用 0.25% ~ 0.5% 的过氧化氢消毒液或氧化电位水等消毒液洗手、泡手或擦手消毒，作用时间 1 ~ 3min。有传染病流行时更应加强服务人员手的消毒。

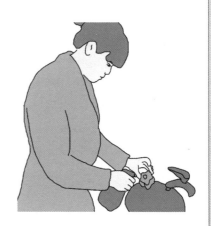

第五章
教托机构的消毒

第一节 幼教机构的消毒

一、教室和活动室的卫生要求和表面消毒方法

1）教室和活动室是儿童生活、游戏等活动频繁的地方，经常使用和接触的物体表面主要包括墙面、地面、门窗、桌椅、门把手以及可以搬动的小型器物和不宜搬动的大型家具表面、教室和活动室的环境表面等。平时主要是做好清洁卫生而无需消毒，每天可用清水或洗涤剂擦拭这些表面，室内地面应用湿式扫除方式清扫，在疾病流行季节或已有疾病发生时必须进行预防性消毒，当园（所）内发现传染病人时必须进行终末性消毒。

2）每次在开饭前 15 ~ 30min，用 500mg/L 的二氧化氯、二溴海因、单过硫酸氢钾、含氯消毒剂或酸性氧化电位水擦拭饭桌，擦后可让消毒液自然干燥。

3）定期或在肠道传染病流行季节可对班级四壁、门窗、地面、桌椅、围栏和大型家具的表面用 500 ~ 1000mg/L 的含氯、含溴消毒剂喷洒或擦拭，消毒时可直接将消毒液喷洒到物体表面，并按由左及右、由上及下的顺序进行，作用 30min 后用清水洗净。各种物体表面每日消毒 1 次。

4）耐热的小型器物可用煮沸法消毒 15 ~ 30min，不耐热的小型器物可用 500mg/L 的二氧化氯、二溴海因、单过硫酸氢钾、0.5% ~ 1.0% 的过氧化氢等消毒剂浸泡 30min 处理，或用酸性氧化电位水浸泡 10 ~ 20min。

5）班级表面细菌菌落总数应 ≤ 15CFU/m^3，且不得检出大肠杆菌、致病微生物和乙型肝炎表面抗原。

二、玩具和用品的卫生要求和消毒方法

1. 玩具消毒

玩具应定期用清水清洗，可以使用洗涤剂与温水清洗，以加强污垢的

去除效果，有缝隙的玩具还可用刷子刷洗。玩具也可用消毒剂进行消毒处理。

被传染病病孩污染过的玩具要用化学消毒处理法处理，可根据玩具的制作原理选择适宜的消毒方法。

1）塑料、橡皮、木器玩具可用 500mg/L 的二氧化氯或二溴海因消毒剂浸泡 20 ~ 30min，消毒后用清水将残留药物冲净。

2）纸质、长毛绒等玩具可用臭氧熏蒸，可选用有卫生部卫生许可批件的臭氧消毒器，并按使用说明书操作使用。

3）玩具表面细菌菌落总数应 ≤ 15CFU/m³，且不得检出大肠菌群、致病微生物及乙型肝炎表面抗原。

2. 体温表的消毒

（1）过氧乙酸浸泡消毒

先用 1% 的过氧乙酸浸泡 5min，然后再放入另一个 1% 的过氧乙酸溶液中浸泡 30min，消毒后体温表应用冷开水冲净或用酒精擦干备用。

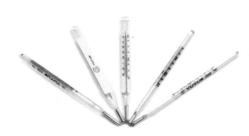

（2）二氧化氯浸泡消毒

二氧化氯使用浓度为 1000mg/L，消毒方法同过氧乙酸。

（3）含氯或含溴消毒剂浸泡消毒

含氯或含溴消毒剂使用浓度为 L000mg/L，消毒方法同过氧乙酸。

（4）体温表浸泡液的卫生要求

体温表使用消毒液的细菌菌落总数应 ≤ 100CFU/mL。

3. 图书消毒

（1）太阳暴晒

将图书翻开后放在太阳光下暴晒 8h。不过，对于珍贵的图书应尽量避免采用暴晒的方法，以免纸张变脆、书皮褪色。

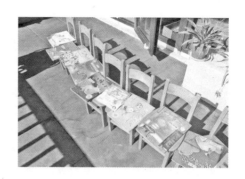

（2）环氧乙烷消毒袋消毒

将图书放于消毒袋内，扎紧袋口，

挤出袋内空气，通入环氧乙烷气体，用量800mg/L，在30～40℃下作用2～4h。消毒后放通风处打开消毒袋，待残留环氧乙烷气体消散后取出消毒的书籍。

（3）紫外线消毒

用高强度便携式紫外线灯离书3cm照射30～60s，翻转后再照射另一面。

4.餐（茶）具的卫生要求和消毒方法

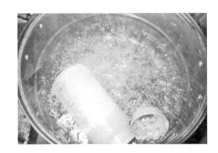

餐（茶）具、配餐用具应严格执行"一洗、二刷、三冲、四消毒、五保洁"的清洁消毒顺序，当发现传染病时则应采取消毒—清洗—再消毒的顺序进行。消毒时首选物理消毒，其次选用化学消毒剂。

（1）煮沸消毒法

将碗、筷、茶杯、奶瓶等全部浸入水中，放入时碗、杯等应竖立放置，并且中间留有间隙，待水沸腾时开始计时，持续15min，消毒完成后倒干沸水，放在洁净的碗柜或冰箱冷藏室中备用。

（2）远红外消毒箱

将碗、筷、茶杯等放于远红外消毒箱内，温度125℃，持续消毒15min，消毒后待温度降至40℃以下再开门。

（3）紫外线－臭氧餐具消毒柜

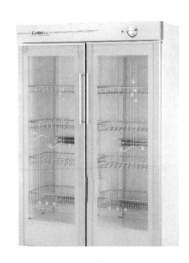

将餐（茶）具放入消毒柜内，按说明书的要求设定参数。

（4）化学消毒

不具备热力消毒条件且又没有消毒柜的托幼机构或不能使用热力消毒的餐（茶）具，可采用250mg/L的有效氯或有效溴消毒液浸泡10～20min；或使用酸性氧化电位水冲洗浸泡消毒15min。

消毒后的餐（茶）具不能用抹布擦干，黏附在碗筷上的水分可让其自行干燥或用经消毒处理后的洁净抹布擦干，存放在清洁密封的容器内，以免再次被污染。

三、室内空气的卫生要求和消毒方法

1）幼托机构的室内空气一般情况下以自然通风为主，包括门窗的自然对流通风和空调、风扇的机械通风，通风可以稀释室内污染物质，保持室内空气新鲜。在呼吸道传染病流行季节或发现传染病患儿时则必须进行空气消毒。

2）开窗通风，每天至少2次，每次打开门窗通风15～30min。

3）化学消毒剂喷雾消毒。对发病班级室内空气可用1000mg/L的二氧化氯溶液进行喷雾消毒，也可用有效溴含量为1000mg/L的二溴海因消毒剂进行喷雾或超声雾化消毒，用量为20mL/m³，喷雾时使用超声雾化喷雾器将消毒剂充分雾化，使雾滴达到微米级悬浮于空气中，对病原体微生物有很好的杀灭效果，消毒后密闭30min再开窗通风。消毒时人员不能停留在室内。

4）紫外线消毒。应选择低臭氧紫外线灯，在灯管上装上铝制反光罩，悬挂于天花板下离地2～2.5m处。也可用移动式紫外线灯装置。消毒时灯的功率以每立方米不少于1.5W计算，每次照射时间≥30min，消毒时房间内应保持清洁干燥，并在无人情况下使用。紫外线灯的使用寿命一般为1000h。

5）空调系统消毒。在对空气消毒处理后，还应对空调滤网用消毒液浸泡或擦拭消毒，消毒后用清水冲净、晾干。

6）消毒式中央空调的应用。有中央空调的幼托机构可在中央空调的室内出风口安装消毒式风机盘管或（和）在回风口安装消毒风管，使进出中央空调通风系统的空气得到消毒处理。

7）幼托机构室内空气细菌菌落总数应≤2500CFU/m³（撞击法）。

四、婴幼儿衣服和床上用品的消毒

1. 婴幼儿衣物消毒方法

婴幼儿使用的毛巾、衣服、尿布等应每天清洗，可选用以下消毒方法。

1）煮沸消毒　婴幼儿使用的毛巾、尿布一般情况下应专人专用，使用后分类清洗消毒，可用洗衣粉清洗后再煮沸 10min，晒干即可备用。当婴幼儿有腹泻、肠炎等症状时，煮沸时间应延长至 10 ~ 20min。

2）消毒剂浸泡消毒　毛巾、尿布等可使用500mg/L的含氯或含溴消毒剂、二氧化氯浸泡 30min 后再清洗。在传染病发病班级，毛巾、衣服、尿布应与其他未发病班级分开清洗消毒，并延长浸泡时间至 1h。

2. 床上用品的消毒

1）幼儿床单、枕巾、被套、枕套等床上用品应专人专用并定期更换晾晒。耐热、耐湿的织物可煮沸消毒20min 或用含 250 ~ 500mg/L 的有效氯或有效溴消毒液浸泡 15 ~ 30min。不能煮沸或蒸汽消毒的被褥、床垫、床上卧具等物品可在阳光下暴晒 4 h 以上。

2）被褥每周晒 1 次，污染严重时可用环氧乙烷熏蒸消毒。在没有条件熏蒸消毒时也可将外面的布套和内里的棉絮分别处理，布套用上述消毒液浸泡，棉絮可放在日光下暴晒或先用上述消毒液喷雾后再放日光下暴晒或丢弃。

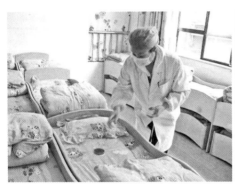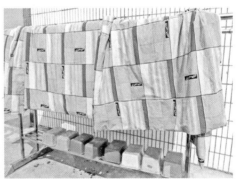

五、教师和婴幼儿手的卫生要求和消毒方法

1）婴幼儿在饭前、便后、接触呼吸道分泌物后可用肥皂或取适量的抗菌洗手液于手掌心，在流动水下洗手。洗手时要双手相互揉搓，揉搓时应注意充分搓洗手背面、手掌面及手指间各个部位，并持续 30s 以上。当有传染

病发生时，可在含 250mg/L 有效碘的消毒液中浸泡 1～2min，然后在流动水下冲净双手。擦手毛巾要专人专用，不要和别人共用毛巾或纸巾；个人使用的擦手毛巾应每天至少清洗一次，以防交叉感染。

2）教师和工作人员在外出归来、饭前、便后、接触呼吸道分泌物及排泄物等污染物后应及时洗手，可用肥皂、抗菌洗手液或手消毒剂进行洗手，洗手后用纸巾或烘手机吹干，不要用公用毛巾擦手。

六、饮用水的消毒方法和要求

1）婴幼儿不能直接饮用自来水。

2）幼托机构以自来水为水源的饮用水最好的消毒方法是煮沸，取自来水在常压下煮沸，待水沸腾后即可食用。

3）饮用桶装净水的，应加强饮水机的消毒，定期用 250mg/L 的二氧化氯、含氯或含溴消毒剂、单过硫酸氢钾消毒剂等进行冲洗消毒，消毒后应用清水冲洗干净。

七、卫生间和卫生洁具的卫生要求消毒方法

1. 卫生间

卫生间的地面每天用清水拖擦清洁，当发现肠道传染病时可用含有效氯或有效溴 500mg/L 的含氯或含溴消毒剂拖擦，每天 2 次。

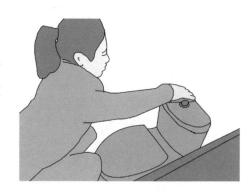

2. 卫生洁具

（1）脸盆、浴（盆）池、洗手池

儿童脸盆应个人专用，用后清洗干净，保持清洁，定期或每周浸泡消毒 1 次。浴（盆）池用后清洗并保持干燥，定期或每周消毒 1 次。洗手

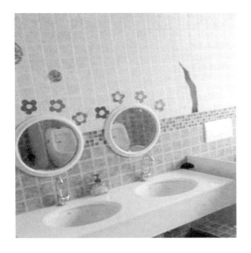

池每天清洗并用消毒液擦拭消毒。可用含 250 ~ 500mg/L 有效溴或有效氯的溶液浸泡或擦拭消毒，作用 15 ~ 30min。

（2）便器

幼托机构公用便器必须消毒，对疑为肠道传染病患儿以及肠道传染病发病观察班级使用的专用便器，必须单独消毒处理。便盆、尿壶用毕随时倒掉粪尿，并清洗干净，每天消毒 1 次。痰盂可用 0.5% 的过氧乙酸或用 1000mg/L 的有效氯或有效溴消毒剂溶液浸泡 30min。粪便可用 1/20 漂白粉消毒 1 ~ 2h 后倒入化粪池。

（3）抹布、拖把

清洁工具应分班级标记专用并每天清洗，不得混用，用后及时清洗干净，晾干备用，必要时进行消毒处理。

八、工作人员的卫生要求和清洁消毒方法

1）建立幼托机构从业人员健康检查制度，定期体检。

2）工作人员工作时应穿工作服，工作服每周清洗 1 ~ 2 次，如被污物污染时应及时更换清洗，接触食物时应加戴口罩和帽子。

3）营养室工作人员要注意个人卫生，勤理发，勤洗澡，勤换衣，勤剪指甲，工作前及便后要用肥皂流动水冲洗双手。

4）经常用肥皂在流动水下洗手，接触排泄物等污物后应用含有效碘 250mg/L 的消毒液浸泡 1 ~ 2min 消毒。

5）保育员、保健老师必须经专业卫生知识培训后方能上岗工作，并定期接受卫生知识业务培训。

九、隔离室的卫生要求和消毒方法

1）隔离观察室不能同时隔离 2 种病种的患儿。室内用品必须专用，使用后需经过彻底的消毒后方可带出室内。

2）工作人员进入隔离室必须穿上隔离衣（或以专用工作服代替），出室时必须脱下隔离衣，挂在固定处。隔离衣应单独清洗消毒，可用 500mg/L 的二氧化氯或二溴海因消毒剂浸泡 30 ~ 60min，然后用清水漂洗。

3）隔离观察室的环境、物体表面平时应加强消毒，当患病幼儿离开隔离观察室后必须对观察室的墙面、地面、家具等物体表面做彻底的消毒处理，可用 1000mg/L 的有效氯消毒剂拖擦、浸泡，作用 1h。

4）发生呼吸道传染病时应做空气消毒，可用紫外线灯照射 1h 或用 3% ~ 5% 的过氧乙酸进行消毒，按 1g/m³ 计算用量，熏蒸 2h。

5）做好手的清洗消毒。

第二节　学校的消毒

适用于普通中小学、农业中学、职业中学、中等专业学校、技工学校、各种高等学校等。

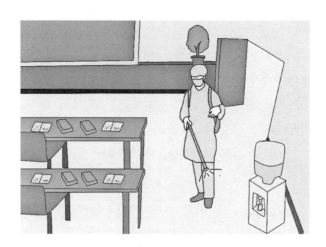

一、卫生要求

1. 教室

教室应设通气窗，教室内的空气应符合《室内空气质量标准》（GB/T 18883—2002）；教室应每天清扫一次，讲台、课桌、窗台、角橱、门窗把手等经常触摸的部位用清水擦拭干净，必要时用消毒剂消毒；地面应湿式打扫。

2. 楼内

每天清扫 1 次，用拖把擦净地板，墙壁不应有明显积尘和污迹；地面不应有纸屑、泥迹；楼梯、扶手要每天擦拭，并保持干净。

3. 楼外

卫生区要每天清扫，公共接触部位应每天清洁和消毒。

4. 学生宿舍

要保持清洁、整齐，值日生每天清洁 2 次；室内有传染病人或病原携带者时应每天消毒 1 ~ 2 次。

二、教室的消毒方法

1. 教室空气的消毒

（1）开窗通风

平时应注意开窗通风，保持室内空气流通。温暖季节宜实行全日开窗的方式换气。寒冷季节在课前和课间休息期间宜利用教室和走廊的气窗换气。

（2）空气消毒器消毒

呼吸道传染病流行期间，可使用空气消毒器消毒。有高强度紫外线空气消毒器或静电吸附式空气消毒器可供选用，使用时按说明书操作。

（3）紫外线消毒灯消毒

当呼吸道传染病流行时，对不能开窗通风的教室可用移动式紫外线消毒灯消毒，按教室面积确定需要紫外线消毒灯数，每次照射时间30min，消毒时室内不能有人。

（4）空气消毒剂消毒

在呼吸道传染病流行时，对不能开窗通风而又没有消毒器和紫外线消毒灯的教室，可用空气消毒剂喷雾消毒。常用的空气消毒剂有过氧化氢空气消毒剂、二氧化氯空气消毒剂等，按说明书要求的使用方法、剂量和作用时间使用。消毒时人员必须离开教室，消毒后开窗通风。

2. 课桌和坐椅表面、文具和用品、窗和门把手的消毒

课桌椅表面、文具、用品及门窗把手等人员经常触摸的部位，每天用清水擦拭1～2次，并保持清洁。必要时用消毒剂擦拭消毒，可选用0.3%～0.5%的复方季铵盐消毒剂、聚六亚甲基胍消毒剂、0.5%～1.0%的过氧化氢消毒剂、有效溴含量250mg/L的二溴海因消毒剂、单过硫酸氢钾消毒剂、二氧化氯消毒剂或酸性氧化电位水。

传染病流行期间，对人员接触较多的部位如课桌椅表面、文具用品及门窗把手等用含量为500mg/L的有效溴或有效氯消毒剂、0.1%的过氧乙酸消毒液、1%～3%的过氧化氢消毒液、500mg/L的二氧化氯消毒液擦拭消毒，作用10～30min，然后再用清水擦拭干净。

三、厨房和餐（茶）具的消毒

1. 厨房的清洁和消毒

每天数次用含洗涤剂的溶液清洁厨房各种表面，并保持卫生。必要时用有效溴含量为250mg/L的二溴海因消毒剂、二氧化氯消毒剂、单过硫酸氢

钾消毒剂或酸性氧化电位水擦拭或冲洗消毒。

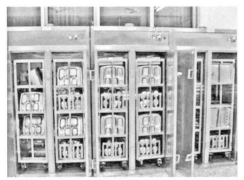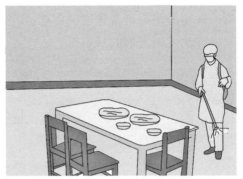

2. 餐（茶）具的消毒

首选餐具消毒器消毒。常用的消毒碗柜有紫外线–臭氧消毒碗柜、加热消毒碗柜等，以前者为好。消毒前餐（茶）具应清洗干净，消毒后应注意保洁。也可用蒸汽或煮沸消毒，消毒时应在100℃保持10min以上。

用化学消毒剂消毒时，应选择有效、安全、环保的化学消毒剂浸泡消毒。可选用的消毒剂有有效溴或有效氯含量为250～500mg/L的消毒剂、0.1%的过氧乙酸消毒液、1%～3%的过氧化氢消毒液、500mg/L的二氧化氯消毒液等，消毒时餐（茶）具全部浸泡入液体中，作用10～30min。化学消毒后的餐（茶）具应用流动自来水冲去表面残留的消毒剂。

3. 餐（茶）具的保洁

消毒后的餐（茶）具要自然滤干或烘干，不应使用手巾、餐巾纸擦干，以避免受到二次污染，餐（茶）具消毒后应及时放入餐具保洁柜内。餐具保洁柜应当定期清洗，保持洁净，柜内不得存放其他物品。

四、学校用水的消毒

饮用水和生活用水的质量应符合国家生活饮用水水质卫生标准，并定期检验，合格方能使用。二次供水的水箱或蓄水池应定期清洗和消毒。

饮用水必须煮沸消毒或饮用符合卫生标准的纯净水。没有自来水的学校应对用水特别是饮用水进行严格消毒。首选煮沸消毒法，也可采用化学消毒，常用的消毒剂有含氯消毒剂、含溴消毒剂、含碘消毒剂等，根据水质情况确定加入消毒剂的量。

五、卫生室消毒

1. 卫生室空气的消毒

卫生室属于Ⅲ类环境，要求空气中细菌菌落数 ≤ 500CFU/m³，可采用下述消毒方法：通风换气，保持室内空气流通；紫外线消毒，用辐照强度 ≥ 70μW/cm² 的紫外线灯，房间紫外线灯安装数量 ≥ 1.5W/m³，每次照射 30 ~ 60min，每天 1 ~ 2 次；空气消毒机消毒，选择高强度紫外线空气消毒机或静电吸附式空气消毒器，按说明书正确使用。

2. 卫生室环境的清洁消毒

地面、环境表面进行湿式清洁，动作轻柔，每天 1 ~ 2 次，所有清洁后的物体表面、地面应当保持干燥；必要时，物品表面和地面的消毒可选用 0.2% 的过氧乙酸溶液或有效含量为 250 ~ 500mg/L 的含溴消毒剂溶液或含氯消毒剂溶液擦拭消毒。

3. 诊疗用品的灭菌和消毒

凡是耐高温、耐高湿的诊疗用品首选压力蒸汽灭菌。玻璃注射器、压舌板、敷料缸、剪刀、镊子等用压力蒸汽灭菌，按照压力蒸汽灭菌器的使用说明进行使用；体温计、止血带等用品可在清洁的基础上采用有效浓度为 500mg/L 的二氧化氯或含溴消毒剂、0.1% 的过氧乙酸消毒液、3% 的过氧化氢消毒液浸泡 30 ~ 60min。消毒后用符合生活饮用水卫生标准的清水冲净残留消毒剂，晾干备用；听诊器、血压计、红外线测温仪探头等，可用 75% 的乙醇擦拭消毒。

六、运动设施的消毒

活动室内的所有物品表面用清水擦拭，保持清洁，每天 1 次。传染病流行期间，人体常接触的部位用有效含量为 250 ~ 500mg/L 的含溴消毒剂或含氯消毒剂擦拭消毒，作用 30min，然后再用清水湿巾擦拭，每天 1 ~ 2 次。

七、师生手的消毒

保持手部卫生是预防传染病的首要条件。用洗手液彻底洗手或用酒精搓手液消毒双手均可保持手部卫生。

1）养成良好的卫生习惯，勤洗手，勤剪指甲，保持手部清洁卫生。

2）在接触眼、鼻及口前，进食及处理食物前，如厕后或接触污物后，当手被呼吸道分泌物污染时，均应用流动水清洗双手，采用清洁的方法干燥双手，确保毛巾没有多次使用或多人使用。必要时用手消毒剂消毒双手。

八、卫生间的消毒

1）认真做好卫生间的清洁保洁工作，及时清倒废弃杂物。

2）建立良好的通风换气环境。

3）水龙头、门把手等人们经常接触的部位，用有效含量为 250 ~ 500mg/L 的含溴消毒剂或含氯消毒剂擦拭消毒，作用 30min，然后再用清水湿巾擦拭。

九、校车的消毒

1）无空调的校车应开窗通风，有空调的校车到达终点后应开窗通风。每月对空调滤网清洁消毒一次，过滤网可浸泡于浓度为 250 ~ 500mg/L 的有效溴或有效氯消毒液中 30min，用清水冲净，晾干后使用。

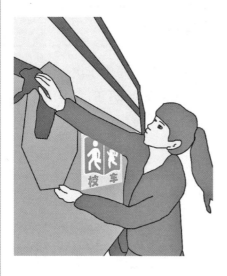

2）车内地面、车身内壁、方向盘、车门拉手、座位扶手等部位要保持清洁，每周擦拭消毒一次。可采用0.3%～0.5%的复方季铵盐消毒剂或聚六亚甲基胍消毒剂、250mg/L的二溴海因消毒剂、二氧化氯消毒剂等。

3）当有传染病流行时，特别是在冬、春季节，每天用浓度为250～500mg/L的有效溴或有效氯消毒液擦拭方向盘、车门拉手、座位扶手等手经常接触的部位，作用30min后再用清水擦去残留的消毒剂。

4）若车内发现有病人，病人离开后立即对车内部进行终末消毒。

第三节　托老机构的消毒

一、活动室环境表面和物品的消毒

活动室表面主要包括墙面、地面以及可以搬动的小型器物和不宜搬动的大型家具表面，每天进行湿式清洁，室内地面采用湿式清扫法。

1）桌面等易于擦拭的表面可用250mg/L的含溴消毒剂、单过硫酸氢钾消毒剂或酸性氧化电位水等擦拭，待干后使用。

2）当发生传染病时，可对活动室四壁、门窗、地面、桌椅、围栏和大型家具的表面用250～500mg/L的含氯、含溴消毒剂擦拭，消毒时可直接将消毒液喷洒到物体表面，并按由左及右、由上及下的顺序进行，作用30min后用清水洗净。

3）耐热的小型器物可用煮沸法消毒15～30min，不耐热的小型器物可用500mg/L的二溴海因或二氧化氯等消毒剂浸泡15～30min处理。

二、娱乐用品的消毒

娱乐用品表面细菌菌落总数应 ≤ 15CFU/m³，且不得检出大肠菌群、致病微生物及乙型肝炎表面抗原。为达到上述要求，可采用下述消毒方法。

1）大型健身器械的表面应定期用清水清洗，可以使用洗涤剂或抗菌清洁剂与温水清洗，以加强污垢的去除效果；与人体接触部分如扶手、坐垫等可用 250mg/L 的含溴消毒剂擦拭，作用 30min 后用清水洗净。

2）被患传染病老人污染过的娱乐用品要用化学消毒处理法处理，可根据娱乐用品的制作原料选择适宜的消毒方法。

① 塑料、橡皮、木器（如麻将、棋盘棋子等）等可用含 250 ~ 500mg/L 有效溴的二溴海因消毒剂浸泡 20 ~ 30min，消毒后用清水将残留药物冲净。

② 纸质用品（如扑克、图书等）可用臭氧消毒，可选用有卫生部（现卫生健康委员会）卫生许可批件的臭氧消毒器，并按使用说明书操作使用。

3）纸质用品（如扑克、图书等）的消毒主要采用物理消毒方法，可采用的措施如下。

① 太阳暴晒。将扑克、图书等翻开后放在太阳光下暴晒 8h。

② 环氧乙烷气体消毒。将扑克、图书等用布包好，放在环氧乙烷消毒器或消毒袋内消毒。

③ 紫外线消毒。用高强度便携式紫外线灯距书 3cm 照射 5 ~ 30s，翻转后再用同样的方法照射另一面。也可放于高强度紫外线消毒箱内消毒。

三、餐（茶）具的消毒

餐（茶）具表面细菌菌落总数应 ≤ 10CFU/m³，且不得检出大肠杆菌和致病微生物。公用餐（茶）具应严格执行"一洗、二刷、三冲、四消毒、五保洁"的清洁消毒顺序；当发现传染病时，餐（茶）具的清洁消毒则应按消毒—清洗—再消毒的顺序进行。消毒方法如下。

（1）煮沸消毒

将碗、筷、茶杯、奶瓶等全部浸入水中，碗、杯等应灌满水竖立放置，并且中间留有间隙，待水沸腾时开始计时，持续15min，消毒完成后倒干沸水，放在洁净的碗柜或冰箱冷藏室中备用。

（2）餐具消毒箱

将碗、筷、茶杯等放于餐具消毒箱内消毒。

（3）流动蒸汽消毒

营养室的熟食盛器、用具等可采用流动蒸汽消毒20～30min。

（4）化学消毒

采用化学消毒剂浸泡消毒。常用的消毒剂有：二溴海因消毒剂250～500mg/L，浸泡15min；酸性氧化电位水，浸泡15min；二氧化氯消毒剂250mg/L，浸泡15min；单过硫酸氢钾消毒剂300mg/L，浸泡20min。用消毒剂浸泡消毒的餐（茶）具需用净水冲洗，晾干后使用。

四、室内空气的消毒

室内空气细菌菌落总数应≤2500CFU/m³（撞击法）。消毒方法如下。

1）托老机构最好使用消毒型中央空调，使进入老人活动室和寝室的空气为经过消毒的洁净空气。

2）开窗通风，每天至少2次，每次打开门窗通风5～30min。

3）当有呼吸道传染病发生时，对发病老人寝室的室内空气可用以下方法消毒。

① 用有效含量为1000mg/L的二溴海因溶液进行喷雾或超声雾化消毒，也可用有效氯含量为1000mg/L的含氯消毒剂进行喷雾消毒，用量为15mL/m³，喷雾后密闭30min再开窗通风。

② 紫外线消毒。应选择低臭氧紫外线灯，在灯管上装上铝制反光罩，悬挂于天花板下离地2～2.5m处。也可用移动式紫外线灯装置。消毒时灯的功率以每立方米不少于1.5W计算，每次照射时间≥30min，消毒时房间内应保持清洁干燥，并在无人的情况下使用，紫外线灯的使用寿命一般为1000h。

4）空调系统消毒：在对空气消毒处理后还应对空调滤网用消毒液浸泡或擦拭消毒，消毒后用清水冲净、晾干。

五、衣服和床上用品的消毒

（1）煮沸消毒

老人使用的毛巾等一般情况下应专人专用，使用后分类清洗消毒，可用洗衣粉清洗后再煮沸 10min，晒干即可备用。当老人有腹泻、肠炎等症状时，煮沸时间应延长至 15 ~ 20min。

（2）消毒剂浸泡消毒

毛巾、被褥等可使用 500mg/L 的含溴消毒剂、二氧化氯浸泡 30min，然后再清洗。在传染病发病期间，毛巾、衣服等应与其他未发病老人分开清洗消毒，并延长浸泡时间至 1h。对不能清洗的被褥等可用床单位消毒器消毒；在没有条件时也可将外面的布套和内里的棉絮分开处理，布套用上述消毒液浸泡，棉絮污染较轻的可放在日光下暴晒，污染严重的先用上述消毒液喷雾后再放日光下暴晒或丢弃。

六、工作人员和老人手的消毒

工作人员、营养员每只手表面细菌菌落数应 ≤ 300CFU，且不得检出致病微生物。消毒方法如下。

1）医务人员经常用肥皂在流动水下洗手，接触排泄物等污物后应用 250mg/L 的有效碘消毒液浸泡 1 ~ 2min 消毒；也可使用氯己定 – 醇快速手消毒剂，取消毒剂 3mL 于手心处，两手反复搓擦至干。

2）营养室工作人员工作前及便后要用肥皂流动水冲洗双手。

3）老人手消毒方法：一般情况下鼓励老人经常用肥皂在流动水下洗手，在传染病流行期间要求其使用氯己定 – 醇快速手消毒剂消毒。

七、饮用水的消毒

1）老人不能直接饮用生水，应饮用经过煮沸的水。

2）饮用桶装净水的，应加强饮水机的消毒，定期用 250mg/L 的二氧化氯进行冲洗消毒，消毒后用清水冲洗干净。

八、卫生间和卫生洁具的消毒

1）卫生间的地面每天用清水拖擦清洁，当发现肠道传染病流行时可用含有效溴 500mg/L 的含溴消毒剂拖擦，每天 2 次。

2）公用痰盂、坐便器坐垫可用 500mg/L 的二溴海因或二氧化氯消毒剂擦拭消毒；对疑为肠道传染病病人以及肠道传染病病发观察老人寝室使用的专用痰盂和便器，必须单独消毒处理。痰盂可用 0.5% 的过氧乙酸或 1000mg/L 的有效溴或氯消毒剂浸泡 30min，粪便可用有效溴含量为 5000mg/L 的二溴海因消毒粉消毒 1 ~ 2h 后倒入化粪池。清洁工具应分开专用并每天清洗。

九、工作人员的卫生要求和清洁消毒方法

1）建立托老机构从业人员健康检查制度，定期体检。

2）从事消毒工作的人员必须经消毒知识和技能培训后方能上岗工作，并定期接受卫生知识业务培训。

3）加强个人防护意识的培训。

4）工作人员工作时应穿工作服，工作服每周清洗 1 ~ 2 次；如被污物污染应及时更换清洗，接触食物时应加戴口罩和帽子。

5）营养室工作人员应注意个人卫生，勤理发，勤洗澡，勤换衣，勤剪指甲。

十、隔离室和临终关怀室的卫生要求和消毒方法

1. 隔离室的卫生要求和消毒方法

1）隔离室不能同时隔离 2 种传染病病种的患病老人。室内用品必须专用，使用后必须经过彻底消毒后方可带出室内。

2）工作人员进入隔离室必须穿上隔离衣（或以专用工作服代替），出室时必须脱下隔离衣，挂在固定处。隔离衣应单独清洗消毒，可用 500mg/L 的二氧化氯或有效含量为 1000mg/L 的二溴海因消毒剂浸泡 30 ~ 60min，然

后用清水漂洗。

3）隔离室的环境、物体表面平时应加强消毒，当患病老人离开隔离室后必须对隔离室的墙面、地面、家具等物体表面做彻底的消毒处理，可用1000mg/L 的有效氯消毒剂拖擦、浸泡，作用 1h。

4）发生呼吸道传染病时应做空气消毒，可用紫外线灯照射 1h；用 3% 的过氧化氢，按 $15mL/m^3$ 计算用量，在无人的情况下熏蒸 30min。

5）工作人员做好手的清洗消毒。

2. 临终关怀室的卫生要求和消毒方法

1）一般临终老人使用的房间可用通风换气法。每天打开门窗通风换气 1～2h；或安装排气扇，每天开 2 次，每次 1h；或紫外线消毒，每天照射 2 次，每次 1h。

2）患有传染病的临终老人住的房间，用有效溴含量为 1000mg/L 的二溴海因溶液进行喷雾或超声雾化消毒，也可用有效氯含量为 1000mg/L 的含氯消毒剂进行喷雾消毒，用量为 $15mL/m^3$，喷雾后密闭 30min 再开窗通风。或用 2% 的过氧乙酸溶液，按 $1g/m^2$ 用量进行喷雾，关闭门窗作用 30min。

3）地面污染不严重或无传染病尸体存放时，应每天用清洁的湿拖把拖地 2 次，保持地面清洁卫生。当地面严重污染或有传染病尸体存放时，应用有效氯含量为 1000mg/L 的含氯消毒剂浸湿拖把拖地。

4）用有效含量为 1000mg/L 的二溴海因消毒剂或含氯消毒液将抹布浸湿，对门及门把手进行擦拭消毒，作用 15～30min，金属部位需再用清水擦抹。

第四节　办公室的消毒

一、办公设施的消毒

电脑的键盘和鼠标定期用 400～1000mg/L 的季铵盐消毒液或 75% 的乙

醇清洁消毒，其他表面必要时可用 400 ~ 1000mg/L 的季铵盐消毒液、有效氯或有效溴含量为 250 ~ 500mg/L 的消毒溶液、氧化电位水等擦拭消毒，作用 30min 后用湿布去除表面残留的消毒液。其他的办公设施，例如传真机、激光打印机和电话的清洁与消毒也可用上述方法处理。不适合用以上消毒剂的，可使用 75% 酒精或其他专用消毒剂消毒。

二、计量工具的消毒

每天进行湿性清洁，必要时用 400 ~ 1000mg/L 的季铵盐消毒液、有效氯或有效溴含量为 250 ~ 500mg/L 的消毒溶液擦拭消毒，作用时间不少于 30min，然后用清水与干净的抹布擦去残留的消毒剂。

三、卫生间的消毒

（1）台面的消毒

每天用水冲洗，必要时可用有效氯或有效溴含量为 250 ~ 500mg/L 的消毒溶液消毒，作用 20 ~ 30min 后用清水去除残留的消毒剂。

（2）坐便器的消毒

坐便器每天用有效氯含量为 250 ~ 500mg/L 的消毒液擦拭，作用 20 ~ 30min 后用清水去除残留的消毒剂。

（3）便水槽的消毒

每次用后用清水冲洗，必要时可用有效氯含量为 500 ~ 1000mg/L 的消毒液冲洗。

第六章

各类公共场所的消毒

第一节　商场、超市的消毒

一、卫生要求

1）制定预防性消毒管理制度，安排专人负责，每次消毒都应有详细的记录。

2）保持商场内外环境整洁。垃圾及时清理，统一处理，地面无废弃物。

3）加强室内通风，做好空调与通风设施的定期清洁工作，必要时（如疑有致病微生物污染时）进行消毒。

4）保持室内外环境整洁。电梯间、卫生间及公众经常接触、使用的器具，如桌椅、沙发、门把手、水龙头、护栏、柜台、货架、铺位、席位、席位上的垫片、顾客坐椅上的头部垫片、墙面、地面、洗漱盆、浴盆、抽水马桶等卫生洁具，应每日清洁，必要时（如疑有致病微生物污染时）进行消毒。凡顾客反复使用和接触的用具，例如手推车、公用电话、购物篮等，应每天消毒1～2次。

5）工作人员均应保持良好的个人卫生习惯。勤打扫环境卫生；饭前、便后、接触口、鼻、眼前后与污染物品后应用流动肥皂水洗手，洗手后用清洁的毛巾和纸巾擦干；在打喷嚏与咳嗽时应捂住口鼻等。

6）对出现传染病病人或疑似传染病病人的单位，对该患者所活动过的场所与接触过的物品要在区、县疾病预防控制机构指导下进行彻底消毒。

商场（店）空气细菌数 ≤ 7000CFU/m³（撞击法）、≤ 75 个 / 皿（沉降法）。

与皮肤接触的其他用品细菌总数 ≤ 12CFU/cm²，且不得检出大肠菌群。

二、空气的净化和消毒

应尽可能打开门窗通风换气，促进空气流通。通风条件不良的建筑宜采用风扇加强通风换气。

使用空调设备的场所，使用前清洗空调过滤网、过滤器与整个送风设备和送风管路，使用过程中定期清洗过滤器与过滤网，必要时对其进行消毒，保证送风安全，同时还应保证充足的新风输入。过滤器与过滤网可采用250mg/L 的二氧化氯、二溴海因、单过硫酸氢钾消毒剂、0.5% 的过氧化氢等消毒剂或 400 ～ 1000mg/L 的季铵盐消毒液进行消毒。

排风扇每周清洁 1 次，可用自来水冲去挡板上的积尘，用洗涤剂去除污垢。必要时进行消毒，可用 400 ～ 1000mg/L 的季铵盐消毒液，也可用有效氯或有效溴含量为 250 ～ 500mg/L 的消毒溶液冲洗并维持 30min，待挡板完全干燥后放回风扇。

三、环境和物品表面的消毒

对公共区域经常使用或触摸的物体表面如门窗、柜台表面、桌椅、门把手、电梯扶手、水龙头、电话话筒、洗手池、卫生间等部位，每天湿性扫除，必要时用 400 ～ 1000mg/L 的季铵盐消毒液、0.05% ～ 0.1% 的过氧乙酸溶液或有效氯或有效溴含量为 250 ～ 500mg/L 的消毒溶液消毒。消毒原则为先上后下、先左后右、由内向外进行擦拭或喷雾消毒，作用时间不少于 30min，然后用清水与干净的抹布擦去残留的消毒剂。

四、收银台表面和收银员手的消毒

1. 收银台表面的消毒

键盘和鼠标定期用 400 ～ 1000mg/L 的季铵盐消毒液或 75% 的乙醇清洁消毒，其他表面必要时可用 400 ～ 1000mg/L 的季铵盐消毒液、有效氯或有效溴含量为 250 ～ 500mg/L 的消毒溶液擦拭，作用 30min 后用湿布去除表面残留的消毒液。

2. 收银员手的消毒

一般情况下用肥皂或抗菌洗手液和流动水进行洗手，必要时用 75% 的乙醇、有效碘含量为 1000 ～ 3000mg/L 的消毒溶液或氯己定－醇快速手消毒剂擦拭消毒 1min。

第二节 图书馆、书店和阅览室的消毒

一、图书馆、书店的消毒

（一）卫生要求

1）空气细菌总数 ≤ 2500CFU/m³（撞击式采样）、≤ 30 个 / 皿（沉降式采样）。

2）与皮肤接触的其他用品细菌总数 ≤ 12CFU/cm²，且不得检出大肠菌群。

（二）室内空气的消毒方法和要求

（1）自然通风
平时应开门窗自然通风换气，每天不少于 3 次，每次 30min。

（2）机械通风
排风扇或中央空调每天适时开启；要求每周清洁消毒 1 次，用自来水冲洗挡板上的积尘，去除污垢，然后用含有效氯或有效溴 250 ～ 500mg/L 的消毒液冲洗，消毒 30min，待挡板干后放回；有传染病流行时，除加强日常消毒外，所有空调过滤器、过滤网应用含有效氯或有效溴 250 ～ 500mg/L 的消毒液浸泡 30min 后，用水清洁，晾干后放回；所有送风设备和送风管道用相同的消毒液喷洒、擦拭或熏蒸消毒。

（3）带有消毒装置的中央空调消毒

使用出风口带有高强度紫外线消毒装置的中央空调或在原有空调的出风口安装紫外线消毒装置。这样可使进入室内的空气达到消毒要求。按说明书操作。

（4）紫外线照射

没有安装消毒型中央空调的厅室可使用紫外线消毒，其瓦数 $\geq 1.5W/m^2$，每次照射 30min 以上。

（5）化学消毒剂喷雾消毒

用化学消毒剂消毒时，室内不得有人，消毒后必须开窗通风。

1）过氧化氢空气消毒剂　用含量为 3% 的过氧化氢空气消毒剂时，一般按 $12mL/m^3$ 计算用量，喷雾后密闭 30min；用含量为 10% 的过氧化氢空气消毒剂时，按 $200mg/m^3$ 计算用量，喷雾后密闭 30min。

2）过氧乙酸消毒剂　用量为 $1.0g/m^3$，稀释成有效含量为 5% 的溶液，采用喷雾法或加热蒸发法消毒，作用时间为 30min。

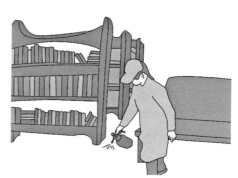

3）二溴海因消毒剂　可用超声雾化或喷雾法消毒，将二溴海因消毒片或消毒粉配成浓度为 $1000mg/L$ 的消毒液，按 $10 \sim 30mL/m^3$ 计算用量，加入超声雾化器内雾化或用喷雾器喷雾消毒。

（三）室内表面消毒方法和要求

1. 地板、墙壁、电梯、门窗、柜台、桌椅、门把手、话筒等表面的消毒

平时地面用湿拖把拖擦，其他表面用湿布抹擦，保持这些表面清洁干燥，禁止干拖干擦；必要时，可用 0.1% 的过氧乙酸、1% ~ 3% 的过氧化氢或 $250 \sim 500mg/L$ 的有效氯或有效溴溶液、$250mg/L$ 的单过硫酸氢钾消毒剂等拖擦或喷洒消毒，作用 15 ~ 30min；也可用含洗必泰、季铵盐或聚六亚甲基胍 $1000 \sim 3000mg/L$ 溶液喷洒擦拭消毒 15 ~ 30min。传染病流行时应增加使用消毒液的消毒次数和时间。

2. 电脑键盘和鼠标的消毒

定期用 75% 的乙醇清洁消毒，其他办公设施如传真机和电话等表面也可用 1% 的季铵盐消毒剂或洗必泰－醇消毒剂浸湿的抹布或棉球擦拭清洁消毒。

3. 表面消毒注意事项

对电脑、传真机和电话机消毒时，抹布或棉球不宜太湿，要防止溶液渗入内部，以免损坏机器；对其他表面消毒时消毒液用量宜多，要保持表面湿润并维持一定时间。

（四）工作人员的卫生要求和消毒方法

（1）卫生消毒要求

工作人员上下班时应洗手，上班穿专用工作服，有传染病流行时应用消毒液洗手。工作人员本人发生传染病时应暂停工作。

（2）消毒方法

工作人员平时上下班时用流动水和肥皂或抗菌洗手液洗手，有传染病流行时改用消毒液洗手。下班时用 75% 乙醇、氯己定－醇溶液或 3000 ~ 5000mg/L 的有效碘溶液 2 ~ 3mL 擦手 1 ~ 3min。

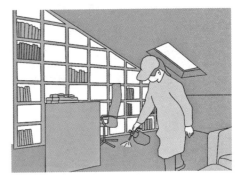

（五）书库的消毒方法和要求

（1）消毒方法

贵重和善本图书保藏间的表面应用吸尘器吸除灰尘，避免湿抹湿扫；有必要采用消毒剂消毒时，宜采用对纸张和字迹损坏较小的物理方法消毒或用含乙醇的氯己定或双链季铵盐溶液擦拭。空气消毒尽量采用高效过滤除菌的方法，最好用层流过滤法、紫外线消毒器、静电吸附空气洁净器或负离子发生器净化。

（2）消毒要求

每周对室内表面和空气消毒1次，发现书籍长霉时要立即重点消毒。

普通书库应装机械通风或空调和除湿设备，保持温度为12～26℃，相对湿度为45%～64%。贵重图书和善本书库的温度宜≤20℃，相对湿度为45%～55%；应装空气消毒器或除菌装置。可在进风口处装中效和高效滤菌装置，或采用纳米光催化技术除菌，即在进风口处以一种吸附了半导体微粒的2mm厚的纳米膜代替无纺布以除菌，各种表面最好采用除菌防霉材料涂布。平时除通风口外应密闭，尽可能减少人员和除书籍以外的物品进出；工作人员入内宜换穿专用工作服和鞋，戴专用手套。空气中细菌总数应$< 500CFU/m^3$（撞击式采样法）或30个/皿（沉降采样法），表面细菌总数$< 10CFU/m^3$，且不得检出霉菌。

（六）图书的消毒保存方法和要求

图书的消毒首选对纸张和色泽损害小且穿透性强的方法，例如环氧乙烷气体熏蒸，避免用液体浸泡消毒法。

（1）环氧乙烷气体消毒

可根据具体情况采用消毒袋法或消毒器消毒法。

1）丁基橡胶尼龙布袋消毒法　将书放入丁基橡胶尼龙布袋中，并尽量将袋内空气挤出，扎紧袋口，必要时可先用纸或布将书包好，将袋底的通气管与环氧乙烷瓶的出气口连接，打开环氧乙烷瓶出气口的开关，将环氧乙烷瓶放在50℃的温水中；待消毒袋内鼓足气体后，将环氧乙烷瓶从温水中取出，停止通入环氧乙烷气体；待10min袋内大部分环氧乙烷被物品吸收后，再如前加药一次，两次共加入环氧乙烷1500mg/L；于室温（>20℃）下消毒2～4h；若加入环氧乙烷2500mg/L，室温达25～30℃时，消毒2h即可取出，放通风处，通风散气。

将书放入消毒器内，必要时先将图书用纸或布包好，关好门；根据使用说明书及实际情况，调好自动控制程序；按电钮，抽真空使器内压力降至 53.3kPa（400mmHg），加温使器内温度达到 40 ~ 50℃，相对湿度达到 60% ~ 80%；再给环氧乙烷，用量为 800 ~ 1200g/m³，使器内压力恢复到 101kPa（760mmHg），消毒 2.5h；自动抽出环氧乙烷气体，冷却回收，开门取出消毒物品。

2）环氧乙烷消毒室消毒法　其容积可达几立方米到数十立方米，加热，调湿，于温度 54℃ ±3℃、相对湿度 60% ~ 80%、环氧乙烷用量 400 ~ 800mg/L 下作用 4 ~ 6h；若环氧乙烷用量为 1000mg/L、温度为 15 ~ 20℃，则消毒 6 ~ 16h，按说明书设计程序进行。

3）环氧乙烷消毒注意事项　最好使用防燃防爆环氧乙烷（含90%二氧化碳或含88%氟利昂）进行消毒；给药前应检查所用消毒腔体有无破裂漏气现象，在消毒过程中可用饱和硫代硫酸钠（10mL 水加 25g 硫代硫酸钠，再加 1% 酚酞乙醇溶液 5 滴）试纸检查是否漏气，用纯水润湿后贴于可疑漏气处，若试纸由白色变为红色，则说明该处漏气，发现漏气应立即修补；消毒中注意温度、相对湿度及环氧乙烷的用量，及时调整作用时间。

环氧乙烷放于温度 < 40℃、防晒、通风、无火源、无转动马达处，环氧乙烷安瓿或罐不得放在冰箱内，搬运时应轻拿轻放；消毒现场最好在室外，大量使用时，在现场 30 ~ 50m 内不得有明火、变电设备、转动马达及其他可产生火星的设备和操作，除防爆灯外禁用其他电器照明，并备消防器材。投药时应缓慢打开容器，勿使药物突然喷出，出口不得对着人面，如操作不慎导致皮肤、黏膜或眼睛溅到环氧乙烷液体，应立即用水冲洗，防止烧伤。若环氧乙烷容器在消毒器外，未接通导管而要打开环氧乙烷容器时，应先将环氧乙烷容器置于冰浴中 10 ~ 20min；给药时应先打开门窗，再打开环氧乙烷容器出口，再对容器加热，给药完后应先停止加热，再关闭出口；在消毒过程中，现场禁穿钉鞋。消毒后的书籍必须彻底通风散气，直到闻不到环氧乙烷气味后再使用，工作人员如发现头晕、恶心、呕吐等中毒症状应立即离开现场至通风良好处休息或送医院治疗。

（2）紫外线消毒法

1）便携式高强度紫外线消毒器消毒　将要消毒的书摊平，用便携式紫外线消毒器在欲消毒的表面上 3cm 处照射 3 ~ 5s，辐射强度：11W 高强度紫外线灯 9000μW/cm²；12W 高强度紫外线灯 12000μW/cm²。

2）传送带式紫外线消毒器消毒　将要消毒的书平放于传送带上，欲消毒的表面面向紫外线灯，缓慢经过带反射罩的高强度紫外线灯下照射

5 ~ 10s。

3）紫外线消毒箱消毒 将要消毒的书放入消毒箱内，使欲消毒的表面充分暴露，按说明书进行照射。

（3）臭氧消毒室（柜）消毒法

将要消毒的书籍摊放于书架上，尽量松散竖放，使污染面暴露，不宜叠放；在常温下调节室内相对湿度≥70%；按所用臭氧消毒柜的说明书操作，设定温度、相对湿度、作用时间和臭氧浓度后进行消毒。

臭氧消毒的注意事项：消毒前应检查消毒室（柜）是否漏气；书籍太多或堆积太紧，应适当调节臭氧的浓度和作用时间。

（4）醛类消毒器熏蒸消毒法

1）戊二醛消毒箱消毒 将书籍松散地竖放在戊二醛消毒箱内的栅格上，充分暴露欲消毒的表面；按消毒箱说明书的要求设定温度、相对湿度、戊二醛用量和作用时间后进行消毒。

2）甲醛消毒箱消毒 将书籍松散地放入甲醛消毒箱内的栅格上，竖放，使欲消毒的表面充分暴露；按消毒箱的说明书设定消毒温度、相对湿度、甲醛用量和消毒时间后进行消毒。

注意事项：用醛类消毒剂气体消毒时，消毒器必须有良好的密闭性能，消毒后的残留气体必须经中和处理后方能排放；使用消毒器应有国家有关部门的批准文件或注册证书。

（5）消毒液表面擦拭消毒法

对局部小面积受污染或长霉的书籍可用棉拭子吸附消毒液如70% ~ 85%乙醇、氯己定–醇消毒剂、复方季铵盐消毒剂等擦抹消毒，作用时间为10 ~ 30min。

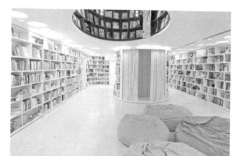

（七）购书厅的卫生要求和消毒方法

（1）卫生要求

凡200m² 以上的购书大厅应有机械通风设备。有空调装置的购书大厅新风量不低于20m³/（h·人），进风口应远离污染源。

桌椅表面和地面进行湿式清扫，每天至少 1 次，垃圾日产日清，厅内空气每周消毒 1 次，有传染病流行时应增加消毒次数。空气细菌数应 ≤ 7000CFU/m³（撞击法），表面细菌总数应 ≤ 15CFU/m²。

（2）消毒方法

平时表面消毒采用湿式抹擦或清扫的方法即可，空气消毒采用打开门窗或机械通风的方法，有传染病流行时应用物理或化学消毒法消毒。

二、阅览室、活动室的消毒

适用于社区或会所的室内活动场所，包括棋牌室、阅览室等的消毒。

（一）活动室空气的卫生要求和消毒方法

（1）卫生要求

① 制定社区活动室空气的清洁消毒管理制度，落实消毒员负责消毒工作并做好消毒记录。

② 活动室室内空气细菌菌落总数应 ≤ 30CFU/皿（平板沉降采样法）。可吸入颗粒物 ≤ 0.15mg/m³，二氧化碳 ≤ 0.10%，一氧化碳 ≤ 10mg/m³。

③ 活动室内禁止吸烟，宜设专门吸烟室。

（2）消毒方法

开放环境的空气一般不必进行特别的消毒处理。对相对密闭的环境，特别是多人活动的室内，应常开窗通风。对不能开窗通风的房间或当室内活动的人群中有上感（上呼吸道感染）病人或疑似病人时，有必要进行消毒处理。

1）室内通风换气　尽可能打开门窗，冬天应保证每日自然通风 2 次，每次 15 ~ 30min。排风扇以及使用空调系统的过滤网每周应清洁消毒 1 次，可将过滤网浸入含有效溴或有效氯 250 ~ 500mg/L 的消毒液中 30min，再用清水冲洗晾干。

2）紫外线消毒灯　室内可悬挂紫外线杀菌灯，一般长 10 ~ 15m。悬挂一支 30 ~ 40W 的紫外线灯即可。预防性消毒时可每天开灯消毒 1 ~ 2 次，每次 30min，最好用高臭氧紫外线灯，以利用紫外线和臭氧的协同杀菌作用。用于疫源地消毒（当室内活动的人群中有上感病人或疑似病人）时，照射时间应加倍，并根据人员数量和流动情况增加消毒次数。

3）紫外线空气消毒器　有单纯用紫外线灯的空气消毒器和紫外线＋静电吸附的混合型消毒器 2 种。对有人活动的场所的室内空气可采用紫外线空气消毒器进行连续性消毒，根据室内空间的大小选择合适的消毒器型号和确定消毒时间及次数。消毒器的品牌不同，使用方法也不尽相同，可按说明书操作。用于疫源地消毒时，消毒时间或消毒次数应加倍。

4）臭氧空气消毒器　适用于室内空气消毒。因为臭氧对人有毒性，消毒时人员不能在室内。根据室内空间的大小选择合适的消毒器型号和确定消毒时间及次数，空气中的臭氧量应为 20 ～ 30mg/L 时才能有效杀灭空气中的微生物。消毒器的品牌不同，使用方法也不尽相同，可按说明书操作。消毒后开窗通风或过 30min 左右，待闻不到臭氧气味时方可进入。

5）空气消毒剂　将消毒液用喷雾法或超声雾化法制成消毒气溶胶，杀灭空气中的微生物。也可用熏蒸方法产生烟雾剂对空气进行消毒。用化学消毒剂消毒空气，室内必须无人，消毒后开窗通风，或待空气中的消毒剂气味消失后人员才能进入。

常用于空气消毒的化学消毒剂有：浓度为 3% 的过氧化氢消毒液，按 15mL/m³ 计算用量，在相对湿度为 60% ～ 80% 的室温下消毒 30min；过氧乙酸喷雾或熏蒸消毒，可采用 0.4% 的过氧乙酸，按 0.75 ～ 1.0g/m³ 计算用量，在相对湿度为 60% ～ 80% 的室温下喷雾，作用 1 ～ 2h；采用 3% ～ 5% 的过氧乙酸加热蒸发，按 1g/m³ 计算用量，密闭熏蒸 2h；二溴海因超声雾化或喷雾消毒，将消毒片或消毒粉配成浓度为 1000mg/L 的消毒液，加入超声雾化器内，雾化 10min（10mL/m³），消毒 15 ～ 30min，或用 1000mg/L 的二溴海因消毒液按 10 ～ 15 mL/m³ 的用量喷雾作用 30min。此外，市面上有专门用于空气消毒的二氧化氯发生器可供使用。

（二）活动室表面的卫生要求和消毒方法

（1）卫生要求

① 制定社区活动室表面的清洁消毒管理制度，落实消毒员负责消毒工

作并做好消毒记录。

② 活动室内及周围环境应整洁、美观，地面无果皮、痰迹和垃圾。

（2）消毒方法

对活动室环境表面消毒时可采用化学消毒剂擦拭法或普通喷雾法消毒。擦拭消毒法指用拖把、布或其他擦拭物浸以消毒剂溶液擦拭表面进行消毒的方法。普通喷雾消毒法指用普通喷雾器喷洒消毒液进行表面消毒的处理方法，农用和医用喷雾器均可应用。

常用的消毒剂很多，选择时应考虑消毒剂的有效性、安全性和环保性。

1）二溴二甲基乙内酰脲（二溴海因）消毒片（粉） 用水配制稀释，用其 250 ~ 500mg/L 的溶液擦拭或喷洒消毒，作用 5 ~ 30min。

注意事项：二溴海因对金属有腐蚀性，对织物有漂白作用，应存放在阴凉、干燥、通风处。

2）过氧乙酸消毒液 用浓度为 0.1% 的溶液擦拭消毒作用 5 ~ 10min；或用其 0.1% 浓度的溶液喷雾消毒（用量 0.75 ~ 1.0g/m³）；密闭消毒作用 1 ~ 2h。

注意事项：过氧乙酸不稳定，稀释液临用前配置，并忌与碱或有机物混合；过氧乙酸对金属有腐蚀性，对织物有漂白作用。

3）过氧化氢消毒液 过氧化氢喷雾消毒，用浓度为 3% 的过氧化氢消毒液按 15mL/m³ 计算用量进行消毒，室温下消毒 30min；或用 3% 的过氧化氢消毒液擦拭消毒，作用 30min。

注意事项：过氧化氢不稳定，稀释液临用前配置，并忌与碱、还原剂、高锰酸钾等强氧化剂混合；过氧化氢对金属有腐蚀性，对织物有漂白作用。

4）二氧化氯消毒液 用 500mg/L 的二氧化氯消毒液擦拭或喷洒消毒，作用 30min。

注意事项：二氧化氯消毒剂一般为二元包装，A、B 液混合后产生的二氧化氯溶液不稳定，稀释液应临用前配置，并忌与碱或有机物混合；二氧化氯对金属有腐蚀性。

5）酚衍生物消毒剂 酚衍生物消毒剂较多，常用的有对氯间二甲苯酚溶液，可用 0.15% 的对氯间二甲苯酚水溶液擦拭消毒，作用 10min。

注意事项：有一定毒性，气味易滞留。

6）季铵盐类消毒剂 以苯扎溴铵和苯扎氯铵为代表。环境表面消毒时用 1000 ~ 2000mg/L 的溶液擦拭或喷洒，作用 30min。

注意事项：季铵盐类消毒剂易被多种物质吸附，因此随着消毒物品数量增多而消毒液浓度逐渐降低，应及时更换；不得与肥皂或其他阴离子洗涤剂合用。

7）酸性氧化电位水消毒剂　有效氯含量 30 ～ 80mg/L、氧化电位大于110mV、pH ≤ 2.7。对环境和物品表面可采用擦拭或喷洒法消毒，消毒时间 1 ～ 3min。

（三）娱乐用品和生活用品的卫生要求和消毒方法

（1）卫生要求

① 制定社区活动室娱乐用品和生活用品的清洁消毒管理制度，落实消毒员负责消毒工作并做好消毒记录。

② 社区活动室娱乐用品和生活用品表面应清洁、无污迹。表面细菌菌落总数 ≤ 20CFU/m^2。

（2）消毒方法

耐热、耐湿的毛巾等棉织类用品以及金属类制品可用煮沸消毒法作用 15 ～ 30min。

（四）工作人员的卫生消毒要求和消毒方法

（1）卫生要求

① 制定社区活动室工作人员手的清洁消毒管理制度，落实消毒员负责消毒工作并做好消毒记录。

② 社区活动室工作人员应保持个人卫生，不得留长指甲。工作时不得戴首饰。上岗前及定期（每年 1 次）进行健康检查与卫生知识培训，合格者方可上岗。手表面细菌菌落总数应 ≤ 300CFU/m^2，且不得检出致病菌。

（2）手的消毒方法

一般情况下，用皂液或洗洁剂流水洗手即可达到洁净手的目的。如能用抗菌或抑菌洗液洗手则更好。若怀疑手受到污染，则应进行消毒。

消毒时使用 1000mg/L 的碘伏消毒液，喷洒或浸泡作用 1min，再用净水冲洗。

（五）餐（茶）具的卫生要求和消毒方法

（1）卫生要求

1）感官指标　物理消毒（包括蒸汽、煮沸等热消毒），餐（茶）具必须表面光洁、无油渍、无水渍、无异味。化学药物消毒，餐（茶）具表面必须无泡沫、无洗消剂的气味、无不溶性附着物。

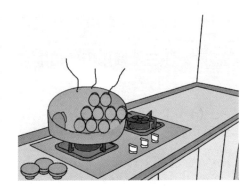

2）理化指标　采用化学消毒的餐（茶）具必须用洁净水清洗，消除残留的药物。用含氯洗消剂消毒的餐（茶）具表面洗消剂的残留量，游离性余氯 < 0.3mg/L。

3）细菌指标　采用物理或化学法消毒的餐（茶）具均必须达到下表的要求。

项目		指标
大肠菌群	发酵法 /（CFU/100cm^2）	< 3
	纸片法 /（CFU/50cm^2）	不得检出
致病菌		不得检出

注：发酵法与纸片法任何一法的检验结果均可作为判定依据。

（2）消毒方法

餐（茶）具首选物理消毒法，可煮沸 15 ~ 30min 消毒。也可用食具消毒柜消毒餐（茶）具，按使用说明书使用即可。无物理消毒方法可选时，餐（茶）具可用 0.2% 的过氧乙酸或 250mg/L 的有效溴或有效氯消毒剂浸泡 30min 消毒，消毒后用清水清洗备用。

第三节 博物馆、美术馆、展览馆的消毒

一、卫生要求

博物馆、美术馆和展览馆卫生标准值应符合下表的要求。

项目		博物馆、美术馆	展览馆
温度 /℃	有空调装置	18~28	18~28
	无空调装置的采暖地区冬季	≥ 16	≥ 16
相对湿度（有中央空调）/%		45~65	40~80
风速 /（m/s）		≤ 0.5	≤ 0.5
二氧化碳 /%		≤ 0.10	≤ 0.15
甲醛 /（mg/m³）		≤ 0.12	≤ 0.12
可吸入颗粒物 /（mg/m³）		≤ 0.15	≤ 0.25
空气细菌数	撞击法 /（CFU/m³）	≤ 2500	≤ 7000
	沉降法 /（个 / 皿）	≤ 30	≤ 75
噪声 /dB（A）		≤ 50	≤ 60
台面照度 /lx		≥ 100	≥ 100

二、空气消毒

开放环境的空气一般不必进行特别的消毒处理，即使有病原微生物污染，大自然的自净作用和空气流动的稀释作用可使其达到无害化。对相对密闭的环境，特别是人多的活动室，应常开窗通风。对不能开窗通风的房间，

当室内活动的人群中有疑似病人时有必要进行消毒处理。

（1）紫外线空气消毒器

紫外线空气消毒器是一类连续消毒的设备，可在室内有人的情况下使用。有单纯用紫外线灯的空气消毒器，也有用紫外线和静电吸附的混合型消毒器。对办公场馆环境等有人的活动场所的室内空气可采用空气消毒器进行连续性消毒。根据室内空间的大小选择合适的消毒器型号、确定消毒时间及次数。由于空气消毒器的品牌不同，使用方法也不尽相同，可按说明书操作。

（2）紫外线消毒灯

室内可悬挂紫外线灯，一般一间 15m^2。左右的房间悬挂一只 30 ~ 40W 的紫外线灯即可。预防性消毒时，可每天开灯消毒 1 ~ 2 次，每次 10min，最好用高臭氧紫外线灯，以利用紫外线和臭氧的协同杀菌作用。消毒后 30min 左右，待室内臭氧气味消除后人员才能进入。

（3）消毒型中央空调

公共活动大厅（博物馆、美术馆、展览馆等）最好选用消毒型中央空调，即在出风口安装紫外线消毒装置，将空气消毒后供给厅内。在严重呼吸道传染病流行期间，应在出风口和回风口都安装消毒装置，以杀灭病人排入空气中的病原微生物。

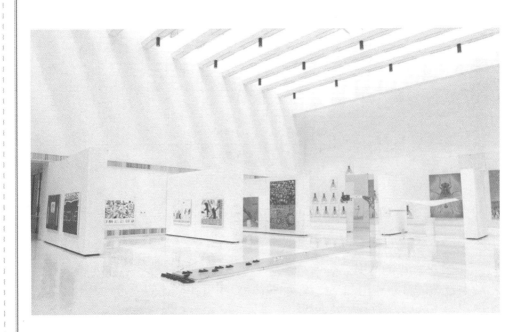

三、环境物体表面的消毒

场馆地面、墙面、电梯、过道以及物品表面如门、窗、柜台、门把手、水龙头、桌椅、电话筒、洗手池等表面，通常采用湿拭清扫、擦洗等方式清洁，并每天用消毒液擦拭消毒 1 ~ 2 次。预防性消毒可选用高效、中效或低效消毒方法。当有明显病原微生物污染时，根据微生物种类选用合适的消毒法。对环境表面消毒时，可采用化学消毒剂擦拭法或喷雾法消毒，或用紫外线消毒灯移动式照射消毒。对物品的消毒，可选用化学消毒剂浸泡、擦拭或喷洒法。下述消毒方法可供选择。

① 用含有效溴或有效氯 250 ~ 500mg/L 的水溶液擦拭或喷洒，作用 10 ~ 20min。

② 用 0.1% 的过氧乙酸擦拭消毒 5 ~ 10min；1% ~ 3% 的过氧化氢作用 30min；氧化电位水原液作用 10 ~ 15min。

③ 用有效碘含量为 250 ~ 500mg/L 的碘伏消毒液对物体表面进行擦拭或喷洒消毒。

四、用品的消毒

（1）餐（茶）具的消毒

一客一换，清洗后消毒。可用 100℃流通蒸汽作用 20min；煮沸消毒作用 15min 以上；或使用紫外线消毒箱、紫外线 – 臭氧餐具消毒柜等消毒。也可用含有效溴或有效氯、二氧化氯含量为 250 ~ 500mg/L 的消毒溶液浸泡 30min，清洗后晾干备用。

疑似传染病人用过的餐（茶）具应煮沸消毒 15min 以上或用 100℃流通蒸汽作用 20min。

（2）面（手）巾的消毒

应一客一换，清洗后消毒或使用一次性消毒纸巾。可用 100℃流通蒸汽作用 20min 或煮沸消毒 15min 以上。化学消毒可用含有效溴或有效氯、二氧化氯含量为 250 ~ 500mg/L 的消毒液浸泡 30min，清洗后晾干备用。

五、办公室和办公用品的消毒

1）室内办公用品应每天进行清洁、保持干燥。必要时可采取以下消毒措施。

用含醇和洗必泰或聚六亚甲基胍的消毒液配制成含洗必泰或聚六亚甲基胍 3000 ~ 5000mg/L 的消毒液擦拭、喷洒作用 15 ~ 30min 或浸泡消毒物品。

2）电脑的键盘和鼠标、电话、复印机等定期用 75% 的乙醇清洁消毒，也可用季铵类消毒剂擦拭消毒。

六、卫生间的消毒

1）洗手池（缸）等一般情况下用清洗剂清洁后保持洁净。必要时每天用有效溴或有效氯含量为 250 ~ 500mg/L 的消毒溶液擦拭处理 1 次。

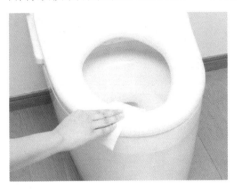

2）坐便器、小便池、下水道每天用有效溴或有效氯含量为 1000mg/L 的消毒溶液刷洗，然后用流动水冲去残留的消毒剂。

3）垃圾应置于有盖的桶内及时清运，必要时每天用有效溴或有效氯含量为 1000mg/L 的消毒液喷洒垃圾桶内外表面。

七、工作人员手卫生要求和消毒方法

工作人员应穿清洁的工作服，经常用流动水清洁双手。一般情况下，用肥皂或洗手液在流动水下洗手，也可用抗（抑）菌液洗手，效果更好。若接触污染物品或怀疑手受到污染时，可采用消毒剂消毒双手。

1）用 78% 的乙醇擦洗双手，作用 1 ~ 3min。

2）用 250 ~ 500mg/L 的碘伏浸泡或喷洒，作用 1min。

第四节 银行及其他货币流通单位的消毒

一、接待厅（室）的消毒

1. 室内空气的消毒

1）自然通风为首选的方法。对有门窗的银行，应尽可能打开门窗，促进空气对流。若自然通风不能保证，则可使用排风扇、电风扇、空调等设备来进行机械通风。排风扇的过滤网要定期清洗，用清水冲去积尘和污垢后，必要时用含有效溴或有效氯 250 ~ 500mg/L 的消毒液浸泡 30min，再用清水冲净晾干后使用。

2）使用空调应确保安全通风换气。做好集中空调通风系统的定期清洁和消毒，并用 10 ~ 50mg/L 的含溴消毒剂对冷却水和冷凝水进行消毒处理。

3）使用消毒型中央空调。使用中央空调的银行可在终端出风口安装紫外线消毒盘管，使进入厅内的空气经过消毒处理。有人时也可进行消毒。

4）当有呼吸道传染病流行时，没有安装消毒型中央空调的厅室可采用下列消毒方法对空气进行消毒。

① 物理方法：使用空气消毒器进行消毒。

a. 高强度紫外线空气消毒器。这种循环风消毒器可在有人的情况下对空气进行消毒处理，使用方便，消毒效果可靠。

b. 静电吸附式空气消毒器。具有除菌、除尘功能。可在厅内有人的情况下的消毒。作用至少 1 ~ 2h，可使室内空气达到规定要求。

c. 空气过滤器。可使用中、高效过滤器对进风口空气中的微生物进行过滤消毒处理，不仅可滤除空气中的微生物，也可滤除灰尘。

d. 激光消毒器。可对通风管道内空气中的微生物进行照射消毒，消毒效果可靠，但价格较贵，使用成本较高。

e. 在无人的情况下，可用紫外线灯照射消毒，按要求安装紫外线灯，每次照射 30min。

② 化学方法：可选用 250 ~ 500mg/L 的二氧化氯或 3% 的过氧化氢空气消毒剂进行喷雾消毒，按 15mL/m³ 计算用量，进行气雾消毒，作用 30min 后开窗开门通风。

2. 物体表面的消毒

墙和地面、电梯以及经常使用或触摸的物体表面如窗口台面、门把手、桌椅等，需每天湿式清洁，且应根据使用频率和被污染状况定期消毒。在传染病流行期间或有明确致病性微生物污染时应随时消毒。消毒方法如下。

（1）一般物品

用含有效溴 250 ~ 500mg/L 的二溴海因消毒液或二氧化氯消毒液对被污染表面进行拖、擦或喷洒消毒，作用时间为 30min。

（2）耐湿物品

必要时用含有效溴 250 ~ 500mg/L 的二溴海因消毒液、二氧化氯消毒、单过硫酸氢钾消毒液、酸性氧化电位水或 0.3% ~ 0.5% 的复方季铵盐消毒液等浸泡 30min。

（3）墙面、地面等表面

需要消毒时可选用下述消毒液：250 ~ 500mg/L 的二溴海因、二氧化氯、单过硫酸氢钾消毒液、0.5% ~ 1.0% 的复方过氧化氢消毒液、酸性氧化电位水（原液）、0.3% ~ 0.5% 的复方季铵盐消毒剂等。墙面消毒高度一般为 2 ~ 2.5m，消毒液用量以喷湿为度。

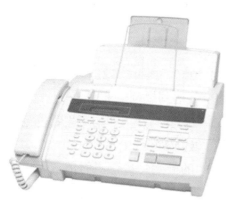

（4）ATM 机、排号机、自助服务机、传真机、电话、电脑的键盘和鼠标等物体表面

应定期采用 75% 的乙醇棉球清洗消毒，且定期对其用含 250 ~ 500mg/L 有效溴、有效氯或二氧化氯的消毒液擦拭作用 30min，然后用干净湿抹布擦去残留消毒剂。

二、钱币和点钞机的消毒

（1）钱币的消毒

对疑似污染需消毒的钱币可采用便携式紫外线消毒器消毒，照射10～30s；或用紫外线消毒箱，操作时使各需消毒的表面充分暴露，按使用说明书的要求操作。严重污染者可使用环氧乙烷消毒袋或消毒器进行消毒。

（2）点钞机的消毒

点钞机应定期消毒。可采用75%的乙醇棉球清洗消毒，或用含250mg/L有效溴的二溴海因或二氧化氯的消毒液擦拭消毒，作用30min，然后用干净湿抹布擦去残留消毒剂。也可用氯己定－醇消毒剂、0.3%～0.5%的复方季铵盐消毒剂、聚六亚甲基胍、酸性氧化电位水等擦拭消毒。

三、工作人员手的消毒

工作人员应穿清洁的工作服，经常用清洗剂和流动水清洁手部，保持手部卫生。接触货币的工作人员需掌握正确的洗手消毒方法，接触钱币后的手经洗手干燥后，再用手消毒剂进行擦拭或揉搓消毒。

（1）卫生洗手方法

洗手前将衣袖向上拉距腕上约10cm，取下手上饰物、手表；在水龙头下先用水把双手淋湿，双手涂上皂液或洗涤剂；按六步洗手法洗手（必要时，以干净卫生的指甲刷清洁指甲）；用自来水彻底冲洗双手，工作服为短袖的应洗到肘部；用干手机烘干双手。

（2）六步洗手法

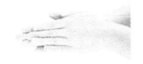 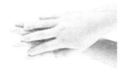 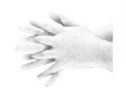

第一步：
掌心相对，
手指并拢相互摩擦；

第二步：
手心对手背沿指缝，
相互搓擦，交换进行；

第三步：
掌心相对，
双手交叉沿指缝相互摩擦；

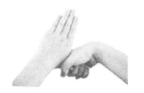

第四步：
一手握另一手大拇指
旋转搓擦，交换进行；

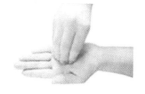

第五步：
弯曲各手指关节，在另一手
掌心旋转搓擦，交换进行；

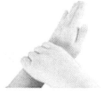

第六步：
搓洗手腕，交换进行。

第五节　娱乐场所的消毒

一、卫生要求

　　公共娱乐场所室内的空气中细菌菌落总数 ≤ 4000CFU/m³；环境表面及其他公共用品表面细菌菌落总数 ≤ 12CFU/cm²，且大肠菌群和致病微生物不得检出；杯具表面细菌菌落总数 ≤ 5CFU/cm²，且大肠菌群不得检出；洁具表面细菌菌落总数 ≤ 12CFU/cm²，且大肠菌群和致病微生物不得检出；织物表面细菌菌落总数 ≤ 200CFU/cm²，且大肠菌群和致病微生物不得检出。工作人员手表面细菌菌落总数 ≤ 300CFU/ 只手，且不得检出致病微生物；所有娱乐场所均应设卫生消毒员，负责日常消毒的实施与效果检查。

二、空气消毒

　　1）首选自然通风或开窗通风换气。

　　2）使用空调时应确保安全通风换气。加强室内机械通风换气，保证足够的新风输入；做好空调与通风设施的定期清洁和消毒。必要时对整个送风设备及送风管路用有效溴或有效氯消毒液（含量为 250 ~ 500mg/L）做擦拭消毒，每天 1 次。发生传染病或传染病流行期间增加消毒次数。

　　3）使用空气消毒器。可选用静电吸附式空气消毒机或紫外线空气消毒机。安装和使用方法按卫生部批准的说明书执行。

4）中央空调安装消毒风机盘管。在中央空调的出风口安装消毒风机盘管，该装置由风机盘管和高强度紫外线消毒灯构成，空气进入后受到紫外线照射，将微生物杀灭，使进入室内的空气成为洁净空气。这样的中央空调为消毒型中央空调。

5）传染病流行期间或发现疑似传染病病人时，对没有安装空气消毒器或消毒型中央空调的厅室可采用下述措施。

① 过氧化氢空气消毒剂，过氧化氢含量 3%，采用喷雾法，按 $15mL/m^3$ 计算用量。喷洒后，密闭门窗作用 30min。

② 过氧乙酸喷雾或熏蒸。把过氧乙酸配成有效含量为 2% 的水溶液，按 $15mL/m^3$ 的用量喷雾作用时间 30min。

③ 二溴海因消毒剂超声雾化。将二溴海因消毒片或消毒粉配成消毒液，浓度为 1000mg/L，超声雾化 10min，密闭 30min。消毒后开窗通风。

三、物体表面消毒

对顾客经常触摸的部位和重复使用的公共物品如鼠标、电脑键盘、话筒、饮水机、水龙头、点歌台按键等要每日消毒 1 次。地面可采用抗菌清洗剂或消毒剂湿拖，例如 250 ~ 500mg/L 的二溴海因、单过硫酸氢钾、二氧化氯消毒液或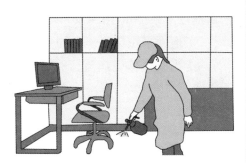

0.1% ~ 0.3% 的复方季铵盐消毒剂、0.5% ~ 1% 的过氧化氢消毒液、酸性氧化电位水等。发生传染病或传染病流行期间，用上限浓度的上述消毒液做擦拭或喷洒消毒，并根据需要每日增加消毒的次数和加大消毒剂的使用浓度。

四、茶饮具消毒

茶饮具应每客一换，每日清洗后消毒。首选餐具消毒器，例如用紫外线和臭氧消毒的消毒碗柜；或用 100℃ 流通蒸汽作用 20min。也可用化学消毒剂浸泡消毒，常用的消毒剂有 250 ~ 500mg/L 的二溴海因、单过硫酸氢钾、二氧化氯等。餐具消毒前应洗净，消毒后茶饮具要注意保洁。

五、织物的消毒

1）定期清洗，洗涤前在有效溴或有效氯含量为 250 ~ 500mg/L 的消毒液中浸泡 30min，再洗净备用。对有色织物可用 0.3% 的复方季铵盐消毒剂或对二甲苯酚消毒液浸泡消毒后清洗。

2）采用洗衣机洗涤时，可在 30 ~ 40℃条件下加适量液体消毒剂或含二氧化氯的抗菌洗衣粉洗涤，可提高消毒效果。

六、卫生洁具的消毒

1）每天用市售次氯酸钠洁厕液或用有效溴含量为 500mg/L 的二溴海因消毒剂浸泡或擦拭 10 ~ 20min，同时可去除异味及污垢。

2）地面采用 250mg/L 的有效溴或有效氯消毒液做拖地或喷洒消毒。

3）当肠道传染病流行时可用含有效氯或溴 500mg/L 的消毒液拖擦，每天 2 次。

七、清洁工具的消毒

定期清洗消毒，用有效溴或有效氯含量为 500 ~ 1000mg/L 的消毒液浸泡或喷洒簸箕、拖把和污物桶表面，并根据需要增加消毒的次数和加大消毒剂使用浓度。

八、工作人员的卫生消毒要求

1）建立从业人员健康检查制度。

2）定期接受卫生消毒知识和技能培训后上岗工作。

3）工作时应穿工作服，工作服每周清洗 1 ~ 2 次，如被污物污染应及时更换清洗，接触食品时应加戴口罩和帽子。

4）工作人员应注意个人卫生，经常用肥皂流动水洗手，接触排泄物等污物后应用 250mg/L 的有效碘消毒液浸泡双手 1 ~ 2min。

九、纸质书籍类消毒

1）太阳暴晒　翻开书籍置阳光下暴晒 8h。

2）环氧乙烷消毒　将需消毒书籍放于环氧乙烷消毒箱或消毒袋内，按所用消毒袋或消毒箱要求的环氧乙烷浓度、温度、相对湿度和作用时间消毒。

3）臭氧消毒　选用有卫生部许可批号的臭氧消毒器，按使用说明书操作执行。

第六节　浴业（浴室、足浴）的消毒

一、卫生要求

（1）浴巾、毛巾、浴衣裤、公共饮具、公用拖鞋、修脚工具

应有严格的更换、清洗、消毒、保洁制度，严格做到一客一换一消毒。其中，浴巾、毛巾、浴衣裤等棉织品和公共饮具应在不同的清洗消毒专用间内清洗消毒，经清洗消毒后的各类用品、用具应达到公共场所用品卫生标准的规定，并保洁存放备用。禁止重复使用一次性用品、用具。

（2）茶具

细菌总数＜ 5CFU/mL，不得检出大肠菌群和致病菌。

（3）毛巾和床上卧具

细菌总数 < 200CFU/25cm²，不得检出大肠菌群（个 /50cm²），不得检出致病菌（个 /50cm²）。

（4）脸（脚）盆、浴盆、坐垫、拖鞋

不得检出致病菌。鞋类（不包括一次性作用的鞋类）霉菌 ≤ 1CFU/cm²。

（5）与皮肤接触的其他用品

细菌总数 ≤ 12CFU/cm²，不得检出大肠菌群。

二、休息更衣室消毒

（1）物体表面消毒

每天营业结束后及时清扫。必要时对地面、墙壁、电梯以及经常使用或触摸的物体如门窗、门把手、话筒、电视机、音响、用具等物体表面，用 0.1% 的过氧乙酸溶液、有效溴或有效氯含量为 250 ~ 500mg/L 的消毒溶液拖擦或喷洒。消毒原则为先上后下、先左后右进行喷雾、喷洒或擦拭，作用时间为 10 ~ 20min。

（2）休息椅、桌的消毒

每天营业结束后及时清扫，布制类休息椅应采用垫巾，并及时更换椅罩。必要时用 0.05% 的过氧乙酸溶液或有效溴或有效氯含量为 250 ~ 500mg/L 的消毒溶液擦拭，作用时间为 10 ~ 20min。

（3）更衣柜的消毒

用 0.05% 的过氧乙酸溶液或有效溴、有效氯含量为 250mg/L 的消毒溶液擦拭，每天至少 1 次。消毒原则为先内后外、先上后下进行消毒。

三、沐浴室消毒

（1）池浴浴池的消毒

每日彻底清洗，用 0.1% 的过氧乙酸溶液、有效溴含量为 500mg/L 的二溴海因消毒溶液或 1% 的过氧化氢消毒液喷洒浴池四周和底部，作用 20min 后，用清水冲滤；每日洗浴结束后，用 500mg/L 的二氧化氯、过氧化氢、二溴海因或单过硫酸氢钾等浸泡 30min。

（2）盆浴浴池的消毒

一人一用一消毒，用 0.05% ~ 0.1% 的过氧乙酸溶液或有效溴含量为 250 ~ 500mg/L 的二溴海因消毒液浸泡 30min。

（3）洗脸盆的消毒

每日用 0.05% ~ 0.1% 的过氧乙酸溶液、0.5% ~ 1.0% 的过氧化氢消毒液或有效溴含量为 250 ~ 500mg/L 的二溴海因消毒液浸泡或擦拭 2 次。

（4）擦背凳的消毒

一人一用一消毒，使用后应用 0.05% ~ 0.1% 的过氧乙酸溶液或有效溴、有效氯含量为 250 ~ 500mg/L 的消毒液浸泡或擦拭，擦背凳应使用一次性塑料薄膜。

（5）坐浴凳的消毒

坐浴凳每日用 0.05% ~ 0.1% 的过氧乙酸溶液或有效溴、有效氯含量为 250 ~ 500mg/L 的消毒液浸泡或擦拭 2 次，坐浴凳应使用一次性塑料薄膜。

（6）地面消毒

用有效溴或有效氯含量为 250 ~ 500mg/L 的消毒溶液拖擦或喷洒，每天至少 1 次。

四、足浴室的消毒

（1）物体表面消毒

对地面、墙壁、电梯以及经常使用或触摸的物体如门窗、门把手、话筒、电视机、音响用具等物体表面，用有效溴含量为 250 ~ 500mg/L 的二溴海因消毒溶液或 0.05% 的过氧乙酸溶液拖擦或喷洒，每天至少 1 次。消毒原则为先上后下、先左后右进行喷雾、喷洒或擦拭，作用时间为 10 ~ 20min。

（2）休息椅、桌的消毒

用 0.5% 的过氧化氢溶液或有效溴含量为 250 ~ 500mg/L 的二溴海因消毒溶液擦拭，作用时间为 10 ~ 20min。布制类休息椅应及时更换椅罩。

（3）足浴盆的消毒

一人一用一消毒，用 0.5% 的过氧化氢溶液、复方季铵盐消毒剂或有效溴、有效氯含量为 250 ~ 500mg/L 的消毒液浸泡 30min。

五、厕所的消毒

每天营业结束后或需要时及时清洁消毒。用有效溴或有效氯含量为 250 ~ 500mg/L 的消毒溶液擦拭。对便池、下水道及时用有效溴或有效氯含量为 1000mg/L 的消毒溶液冲洗，作用 30min，然后用流动水冲去残留的消毒剂。厕所内有坐式便器的浴室必须提供一次性垫圈。

六、垃圾箱（桶）的消毒

垃圾箱（桶）内的垃圾要及时清运，未清运的垃圾应置于有盖的桶内，每天用有效溴或有效氯含量为 1000mg/L 的消毒溶液喷洒垃圾桶内外表面。

七、空气的消毒方法和要求

（1）通风换气

尽可能打开门窗自然通风，设有排气窗，排气窗面积为地面面积的 5%。通风条件不良的应安装机械通风设施，排气口应设置在主导风向的下风向。使用空调系统的应保证送风安全，保证充足的新风输入，所有排风要直接排到室外，未使用空调时要关闭回风通道。

（2）紫外线消毒

对消毒洗涤间、储藏间每天用紫外线灯消毒 2 次，每次不少于 20min。

（3）空调消毒

空调系统的过滤器（网）每年进行 1 次清洗消毒或更换，用含有效溴或有效氯 250 ~ 500mg/L 的消毒液浸泡 15 ~ 30min。在空气传播性传染病流行期间，每周消毒 1 次；空调系统的冷凝器、冷凝盘每年进行 1 次清洗消毒或更换，用有效溴或有效氯含量为 1000mg/L 的消毒液擦拭或有效喷雾作用

30min；空调系统的风管内壁每年进行 1 次清洗消毒或更换，用 1g/m³ 的过氧乙酸熏蒸或用 20 ～ 30mg/m³ 的臭氧消毒 1h；或用含有效溴或有效氯 1000mg/L 的消毒液擦拭或喷雾作用 30min；空调系统的空调系统冷却塔每 6 个月清洗 1 次，在冷却水、冷凝水内则投放含氯消毒剂，使余氯 ≥ 6.5mg/L，消毒 30min 后排放。

八、浴池水消毒

（1）循环浴池水的消毒

采用液氯或次氯酸盐自动加氯消毒机，对浴池持续加氯，使浴池余氯保持 0.4 ～ 0.8mg/L；用臭氧发生器进行持续消毒，使用方法见产品的使用说明书。

（2）非循环浴池水的消毒

采用间隔时间多次投药法，可用次氯酸钠、二氯异氰尿酸钠、三氯异氰尿酸钠、二溴海因等消毒剂每隔 2h 投放 1 次，使余氯或余溴浓度保持 0.4 ～ 0.8mg/L；在池水中投放硫酸铜，每次 1 ～ 20g，1d 投放 3 次，保证水的浊度不超过 30°。每日营业结束后彻底清洗浴池，经消毒后换水，营业期间每日补充 2 次以上新水，补水量达到总水量的 20% 以上。

（3）浴池污水处理

建立污水排放系统的，直接排入下水管网系统，但其污水量不应超过下水总量的 25%，否则应先进行净化处理；未建立污水排放系统的，浴池污水可通过含有熟石灰、漂白粉或矾土的沉淀池，经凝结澄清 6 ～ 12h，除去其中的悬浮物和肥皂后排放。

九、用品的消毒

（1）拖鞋的消毒

每客一换，清洗后消毒。不耐热拖鞋可浸没在 0.2% ～ 0.5% 的过氧乙酸溶液或有效溴、有效氯含量为 1000mg/L 的消毒液中浸泡 30min，清洗后备用；耐热拖鞋可经 100℃流通蒸汽作用 20 ～ 30min 或经煮沸消毒作用 15 ～ 30min。

（2）浴巾、面巾、浴衣、垫巾等纺织品的消毒

耐热、耐湿的可用 100℃流通蒸汽作用 20 ～ 30min 或煮沸消毒作用 15 ～ 30min；不耐热、不耐湿的可用化学消毒法在 0.2% ～ 0.5% 的过氧乙酸溶液或有效溴、有效氯含量为 250 ～ 500mg/L 的消毒溶液中浸泡 30min，清洗后备用；放入大型消毒洗涤机中清洗消毒；也可用环氧乙烷消毒器或消毒袋消毒。

（3）扦足工具的消毒

一人一换，清洗后将扦足工具于 121℃压力蒸汽下灭菌 20min 后备用；清洗后在 2% 的戊二醛内浸泡 30min；用专用的高臭氧紫外线消毒箱消毒；使用前用酒精或碘酒棉球擦拭，然后在酒精灯火焰上通过几次，达到消毒目的。

接触破损皮肤的扦足器械必须灭菌。用后先清洗，然后放入 1.2% 的强效戊二醛灭菌液中浸泡 10h，取出后用无菌水冲洗干净，无菌存放备用。

十、工作人员手的消毒

扦足、按摩或擦背人员在每服务完一个顾客后，应对自己的手进行及时消毒。一般情况下，用肥皂和流动水及抗菌洗手液进行洗手。必要时用快速擦手液、75% 的酒精、氯己定 - 醇手消毒液、酸性氧化电位水或有效碘含量为 250mg/L 的消毒溶液洗手或擦拭消毒 1 ～ 3min。

第七节 体育馆的消毒

一、卫生要求

（1）毛巾

细菌总数 < 8CFU/cm^2，不得检出大肠菌群和致病菌。

（2）坐垫、拖鞋

不得检出致病菌；卫生洁具：细菌总数 ≤ 12CFU/cm^2，不得检出大肠菌群。

（3）体育场馆

空气中细菌数 ≤ 4000CFU/m^3（撞击法）、≤ 40 个 / 皿（沉降法）。

（4）与皮肤接触的其他用品

细菌总数 ≤ 12CFU/cm^2，不得检出大肠菌群。

物体表面细菌总数 ≤ 15CFU/m^2，且不得检出大肠杆菌、致病微生物和乙型肝炎表面抗原。

二、环境和物品表面的消毒方法

1）体育运动场所的公共区域的地面、墙壁、电梯以及经常使用或触摸的物体表面如门窗、柜台、桌椅、门把手、水龙头等物体表面，用有效溴含量为 250 ~ 500mg/L 的二溴海因消毒液或 0.25% ~ 0.5% 的过氧化氢消毒液拖擦或喷洒消毒，作用时间为 10 ~ 20min，每天至少 1 次。也可用二氧化氯或消毒剂消毒。

2）体育场馆内的坐椅、扶栏等，每次观众离开后，用含有效溴 250 ~ 500mg/L 的二溴海因消毒液或 0.25% ~ 0.5% 的复方过氧化氢消毒液擦拭或喷洒消毒，作用时间为 10 ~ 20min；或用有效氯含量为 500mg/L 的含氯消毒剂、250mg/L 的二氧化氯等消毒液消毒；用布制作的椅子应采用椅套，并及时更换清洗，每次换洗时用含有效溴 250mg/L 的二溴海因消毒液浸泡 10min，或用 0.3% ~ 0.5% 的季铵盐消毒剂、聚六亚甲基胍消毒液浸泡 30min，用清水洗净晾干后备用。

3）更衣柜用 1.2% ~ 1.8% 的过氧化氢消毒液、有效溴或有效氯含量为 250 ~ 500mg/L 的消毒液擦拭或喷洒消毒，每天至少 1 次。消毒时应为先内后外、先上后下进行。

4）洗手池用含有效溴 250 ~ 500mg/L 的二溴海因或二氧化氯、1.2% ~ 1.8% 的过氧化氢消毒液或含有效氯 500mg/L 的含氯消毒液、250mg/L 的单过硫酸氢钾消毒液等擦拭或喷洒消毒，每天 1 次。

5）当发现传染病人时，在病人离开后应立即进行空气消毒，可用含 1000mg/L 有效溴的二溴海因消毒液拖地和擦拭消毒，也可用 1.8% 的过氧化氢消毒液拖地和擦拭消毒。在传染病流行时，可用此方法每天消毒数次。

三、室内空气消毒

1）首选自然通风，每次体育场馆内大型活动前后开窗通风换气至少 30 ～ 60min。

2）使用空调时应确保安全通风换气。加强室内通风，保证足够的新风输入；做好空调与通风设施的定期清洁和消毒。

如果体育场馆是不能开窗的密闭环境，可在中央空调系统安装中央空调消毒装置，这样进入场馆的空气经过循环消毒可达到卫生要求，它的优点是有人在的情况下也可进行消毒。

3）当发现传染病人时，在病人离开后应立即进行空气消毒，可用含 1000mg/L 有效溴的二溴海因消毒液超声雾化消毒，按 10 ～ 20mL/m³ 计算用量。也可用 1.8% 的过氧化氢空气消毒剂或 500mg/L 的二氧化氯等消毒液喷雾消毒，密闭 1h 后开窗通风，按 15 ～ 20mL/m³ 计算用量。

在传染病流行时，可用此方法每天喷雾消毒数次。

四、游泳池的消毒方法和要求

1. 物体表面的消毒

1）游泳场所的内外环境应保持整洁、卫生、舒适、明亮、通风，空气质量符合国家有关卫生标准。

2）游泳池水质应符合相关国家卫生标准的要求；游泳场所应配备余氯测定设备、pH 值测定仪、水温度计等水质检测设备。

3）游泳场所提供的公共用品和用具（拖鞋、救生圈、泳衣泳裤等）应一客一换一消毒。

4）游泳场所应设有预防、控制病媒生物的设施。

5）公共卫生间的地面应低于淋浴室的地面，卫生器具宜采用感应式。卫生间应有独立的排风设施，机械通风设施不得与集中空调管道相通。

6）人工游泳池水的细菌总数 ≤ 1000 个 /mL，总大肠菌群为 ≤ 18 个 /L。

7）游泳馆空气细菌数 ≤ 4000CFU/m³（撞击法）、≤ 40 个 / 皿（沉降法）。

2. 消毒方法

（1）公共用品和用具的消毒

可用 1.2% ～ 1.8% 的过氧化氢消毒液、含有效溴 250mg/L 的二溴海因消毒液、二氧化氯消毒液、250mg/L 的单过硫酸氢钾消毒液等进行浸泡或喷洒消毒，再用清水冲洗，消毒后的用品和用具应存放于保洁柜内。

（2）游泳池水消毒

特点是消毒剂使用剂量大、接触时间长，要求消毒剂对眼无刺激性，可采用连续消毒法或间歇性消毒法。

1）化学消毒剂　用含溴消毒剂进行消毒，用量为 5 ～ 10mg/L，用含氯消毒剂时游泳池水中余氯应保持在 0.3 ～ 0.5mg/L。也可用二氧化氯消毒，用量为 5 ～ 10mg/L，或 3 ～ 5mg/L 的单过硫酸氢钾消毒剂等。消毒剂最好用定量泵注入。

2）臭氧消毒　臭氧的投入量为 1 ～ 1.7mg/L，接触时间 1 ～ 2min，即可达到消毒效果，水质会有明显改善。用于游泳池循环水处理，投入臭氧量为 2mg/L。

在人工游泳池内加入少量铜盐可以防止藻类滋生，用铜量为 0.25 ～ 5mg/L。每月可按 1000t 水加入硫酸铜 0.5 ～ 1.0kg 计算用量。也可使消毒设备内的消毒液在加入待处理水之前先流过铜屑，铜、氯用量均为 0.5mg/L。

（3）儿童涉水池消毒

连续供给的新水应保持余氯或余溴的浓度为 0.3 ～ 0.5mg/L。

（4）浸脚消毒池水消毒

余溴或氯含量应保持 5 ～ 10mg/L，必须 4h 更换 1 次。

（5）游泳场所消毒

人工游泳场所每天结束散场后均应对游泳池外沿、池边走道进行清洁卫生，然后用 1.2% ～ 1.8% 的过氧化氢消毒液或含有效溴 250mg/L 的消毒液、

250mg/L 的过硫酸氢钾消毒液等消毒剂进行拖擦或喷洒消毒，每日 1 次。

（6）淋浴室消毒

淋浴室应经常刷洗，地面要定期消毒。用 1.2% ～ 1.8% 的过氧化氢消毒液或含有效溴 250 ～ 500mg/L 的消毒液进行拖擦或喷洒消毒。更衣柜应于每日开放结束后做好清洁消毒工作。

（7）垃圾箱（桶）消毒

应每天及时清洗消毒，用 1.2% ～ 1.8% 的过氧化氢消毒液或含有效溴 500mg/L 的二溴海因消毒液、含氯消毒液进行擦拭或喷洒消毒，防止滋生蚊蝇。

当发现传染病病人时，在病人离开后应立即进行消毒；在传染病流行时可用上述方法增加每天消毒次数。

五、体育器材的消毒方法和要求

1. 消毒要求

1）体育馆、健身房和游泳馆等室内体育器材应在使用后或每天消毒 1 次。

2）室外器材应定期清洁和消毒。

3）器材表面细菌总数 ≤ 12CFU/cm³，且不得检出大肠菌群。

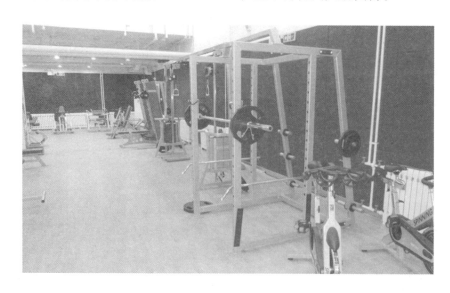

2. 消毒方法

1）小件耐腐蚀、耐湿物品可在含有效溴或有效氯为 250 ~ 500mg/L 的消毒溶液中浸泡 30min 或用臭氧消毒柜消毒；大件器材可用含二氧化氯、有效溴或有效氯含量为 250 ~ 500mg/L 的消毒液或用酸性氧化电位水喷洒或擦拭消毒，顺序为先上后下、先左后右，消毒时间为 30 ~ 60min，消毒后用清水擦拭干净。

2）不耐湿、不耐腐蚀的器材可采用便携式高强度紫外线消毒器进行表面照射 3 ~ 5s，也可用紫外线消毒箱，具体操作按说明书的要求进行。

当发现有传染病病人或疑似传染病病人时，在病人或疑似病人离开后立即进行消毒。传染病流行期间，可用上述方法每天增加消毒次数。

第八节　宾馆、旅店住宿业的消毒

一、大堂的卫生要求和消毒方法

1. 卫生要求

3 星级 ~ 5 星级饭店、宾馆空气中的细菌总数 ≤ 1000CFU/m³，1 星级 ~ 2 星级饭店、宾馆和非星级带空调的饭店宾馆空气中的细菌总数 ≤ 1500CFU/m³，普通旅店、招待所空气中的细菌总数 ≤ 2500CFU/m³。

2. 空气消毒

1）首选通风，可采取自然通风或机械通风的方法。

2）使用空调时应确保安全通风换气。加强室内通风，保证足够的新风输入；做好空调与通风设施的定期清洁和消毒。

3）传染病流行期间或空气质量差时，应加强通风换气，也可采用循环风式空气消毒机进行空气消毒，无人条件下还可用紫外线对空气消毒，不必采用常规喷洒消毒剂的方法对室内空气进行消毒。

4）消毒可采用下述方法。

① 空气消毒机。可选用静电吸附式空气消毒机、紫外线空气消毒机或混合式空气消毒器，使用方法和安装按卫生部（现卫生健康委员会）批准的说明书进行。

② 消毒型中央空调。在中央空调的出风口或回风口安装消毒装置，使进入室内的空气经过消毒处理。

③ 过氧化氢空气消毒剂。过氧化氢含量为 3%，采用喷雾法，按 15mL/m³ 计算用量。喷洒后，密闭门窗作用 30min。

④ 过氧乙酸。采用喷雾或熏蒸法，把过氧乙酸配成有效含量为 2% 的水溶液，按 15mL/m³ 用量喷雾，作用时间为 30min。

3. 环境表面消毒

大堂的地面、墙壁、电梯等每天进行湿式清洁。必要时可采用下述消毒措施：用含二氧化氯、有效溴或有效氯含量为 250 ~ 500mg/L 的消毒液拖擦或喷洒，作用 15 ~ 30min，每日一两次。

4. 物品表面消毒

1）经常使用或触摸的物体表面，如柜台、桌椅、门把手、电话筒的表面，每天进行湿式清洁，并保持这些部位的清洁干燥。必要时可采用下述消毒措施。

① 用含二氧化氯、有效溴或有效氯含量为 250 ~ 500mg/L 的消毒液拖擦或喷洒，作用 15 ~ 30min。

② 耐湿物品必要时用含二氧化氯、有效溴或有效氯含量为 250 ~ 500mg/L 的消毒溶液浸泡 30min。

③ 含醇和洗必泰或聚六亚甲基胍的消毒液配成含洗必泰或聚六亚甲基胍 3000 ~ 5000 mg/L 的消毒液，擦拭、喷洒，作用时间为 15 ~ 30min，或浸泡消毒物品。

2）电脑的键盘和鼠标定期用 75% 的乙醇清洁消毒。其他的办公设施，如传真机和电话，其清洁与消毒也可用上述方法处理。不适合用以上消毒剂的，可使用 75% 的酒精、3000mg/L 的季铵盐类消毒剂擦拭消毒，作用 15 ~ 30min。

二、客房的卫生要求和消毒方法

1. 卫生要求

1）3 星级 ~ 5 星级饭店、宾馆空气中的细菌总数 ≤ 1000CFU/m³，1 星级 ~ 2 星级饭店、宾馆和非星级带空调的饭店宾馆空气中的细菌总数 ≤ 1500CFU/m³，普通旅店、招待所空气中的细菌总数 ≤ 2500CFU/m³。

2）茶具必须表面光洁、无油渍、无水渍、无异味，其细菌总数 ≤ 5CFU/m³，不得检出大肠菌群和致病菌。

3）床上用品细菌总数 ≤ 8CFU/cm²，不得检出大肠菌群和致病菌。

4）拖鞋表面应光洁、无污垢、无油渍，且不得检出致病菌，霉菌 ≤ 1CFU/cm²。

5）客房内卫生间的洗漱池、浴盆和抽水马桶应每日清洗消毒，其细菌总数 ≤ 12CFU/cm²，且不得检出致病菌。

2. 环境表面消毒

对客房的地面、墙壁每天进行湿式清洁。必要时可采用下述消毒措施：用有效溴或有效氯含量为 250 ~ 500mg/L 的消毒溶液拖擦或喷洒，作用 15 ~ 30min；用含醇和洗必泰或聚六亚甲基胍的消毒液配成含洗必泰或聚六亚甲基胍 3000 ~ 5000mg/L 的消毒液，擦拭、喷洒，作用时间为 15 ~ 30min。

3. 物品表面消毒

经常使用或触摸的物体表面，如桌椅、门把手、话筒等部位，每天进行湿式清洁，并保持这些部位或物体表面的清洁干燥。

4. 床上用品消毒

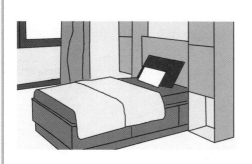

床单、被套、枕套等卧具及毛巾应一客一换，长住旅客的床上卧具至少一周一换，床上用品应清洗后消毒。首选物理消毒方法，耐热、耐湿的可用 100℃流通蒸汽作用 10min 或煮沸消毒作用 10min。不耐热的物品可用化学法消毒，在有效溴或有效氯含量为 250mg/L 的消毒溶液中浸泡 15min 或用含二氧化氯的消毒洗衣粉浸泡洗涤消毒，清洗、晾干后备用。有条件者可用床单位消毒器消毒，按说明书操作。

5. 拖鞋消毒

拖鞋应每客一换，建议使用自备拖鞋。若使用公用拖鞋，应清洗后消毒或提供一次性拖鞋。重复使用的拖鞋可在含二氧化氯、有效溴或有效氯含量为 1000mg/L 的消毒溶液中或消毒洗衣粉溶液中浸泡 30min，清洗、晾干后备用。

6. 卫生间消毒

1）水池、浴缸等一般情况下用清水清洁后保持干燥洁净，必要时每天用有效溴或有效氯含量为 250 ~ 500mg/L 的消毒溶液擦拭处理 1 次。

2）便池、坐便器表面每天用有效溴或有效氯含量为 250 ~ 500mg/L 的消毒液擦拭处理 1 次。

3）垃圾桶内的垃圾要及时清运，未清运的垃圾应置于有盖的桶内，每天用有效溴或有效氯含量为 1000mg/L 的消毒溶液喷洒垃圾桶内外表面。

7. 茶具消毒

公用茶具应每日清洗消毒。首选物理消毒，可采用 100℃流通蒸汽作用 10min、煮沸消毒作用 10min 或消毒碗柜消毒。其次选用化学消毒，可用有效溴或有效氯含量为 250mg/L 的消毒溶液浸泡 15min，清洗后晾干备用。

三、厨房的卫生要求和消毒方法

1. 卫生要求

1）锅、勺、盆、抹布等用具和容器应生熟分开，用后洗净，定位存放保洁。

2）粗加工食品的加工工具及容器应专用，用后清洗，定位存放，定期消毒。

3）加工、盛放熟菜和直接入口食品的工具、容器要消毒。

2. 环境和物品表面消毒

厨房地面、墙壁和经常触摸的物品表面如门把手、台面等每天进行湿式清洁。必要时可用有效氯含量为 250 ～ 500mg/L 的消毒溶液拖擦或喷洒，作用 15 ～ 30min。耐湿物品必要时用二氧化氯或有效氯含量为 250 ～ 500mg/L 的消毒溶液浸泡 15min。

3. 刀和砧板等炊具的消毒

1）生熟操作用具分开清洗、消毒。刀和砧板等炊具使用后应清洗消毒。

2）首选 100℃流通蒸汽作用 10min 或煮沸消毒作用 10min。不耐热的可用化学消毒法，可用有效溴或有效氯含量为 250 ～ 500mg/L 的消毒溶液浸泡 15min，清洗后备用。

4. 冰箱、水池、周转箱等的消毒

存放熟食的冰箱、清洗用水池、放置食品原料的周转箱等应每天清洁，然后消毒。方法为用有效溴或有效氯含量为 250 ~ 500mg/L 的消毒溶液擦拭或浸泡 15min，用清水擦拭或冲洗后备用。

5. 垃圾桶

垃圾要及时清运，未清运的垃圾应置于有盖的桶内，每天用有效溴或有效氯含量为 1000mg/L 的消毒溶液喷洒垃圾桶内外表面。

6. 台布、座位套消毒

台布、座位套应定期清洁消毒，耐热、耐湿的物品在清洁后，用 100℃ 流通蒸汽作用 10min 或煮沸消毒作用 10min。不耐热物品清洁后用有效溴或有效氯含量为 250mg/L 的消毒溶液浸泡 15min，干燥后待用。

7. 餐具

（1）卫生要求

1）接触直接入口食品、饮料的餐具使用前应洗净并消毒。

2）餐（茶）具大肠菌群发酵法和纸片法的限量值统一为不得检出，并不得检出沙门氏菌。

（2）消毒方法

1）餐（茶）具使用后应清洗并消毒。

2）首选物理消毒方法，用 100℃ 流通蒸汽作用 10min、煮沸消毒作用 10min 或使用臭氧餐具消毒柜、紫外线 – 臭氧餐具消毒柜、紫外线消毒箱、自动冲洗消毒洗碗机等方法消毒，按说明书的要求操作。

3）化学消毒，可用有效溴或有效氯、二氧化氯含量为 250 ~ 500mg/L 的消毒溶液浸泡 5min 以上，清洗后晾干备用。

4）洗涤、消毒餐（茶）具所使用的洗涤剂、消毒剂必须符合食品用洗涤剂、消毒剂的卫生标准和要求，所用消毒剂还必须取得卫生部许可批件，并在有效期内使用。

四、餐饮工作人员的卫生要求和消毒方法

1. 卫生要求

1）从业人员应持有效健康合格证，平时保持个人卫生。

2）工作人员应穿清洁的工作服，要做好手的清洗消毒，以检不出致病菌为消毒合格。

2. 手的清洗和消毒

操作前应洗净双手。在有下列情形时应洗手：开始工作前；处理食物前；上厕所后；处理生食物后；处理污染的设备或饮食用具后；咳嗽、打喷嚏或擤鼻子后；处理动物或废物后；触摸耳朵、鼻子、头发、口腔或身体其他部位后；从事任何可能会污染双手的活动后。接触直接入口食品时，手部还应进行消毒。

一般情况下，用肥皂或抗菌洗手液和流动水洗手，需要消毒时可用含酒精速干手消毒剂进行手消毒（消毒方法按产品说明书），也可用有效碘含量为 250 ~ 500mg/L 的消毒溶液擦拭 1 ~ 3min，或采用 3000 ~ 5000mg/L 的氯己定 – 醇溶液搓擦 1 ~ 3min 后用流动水冲洗或酸性氧化电位水浸泡、冲洗。

第九节　美容美发店的消毒

适用于所有美容、美发、SPA 馆以及理发店、发廊。

一、卫生和消毒要求

1）美发、美容的工具、用具和用品要做到一客一换一消毒，胡刷、剃刀应为一次性用品或一客一消毒。美容用盆（袋）应一客一换一消毒，美容

用唇膏、唇笔等应专人专用，美容用化妆品应一客一套。

2）毛巾和床上卧具：细菌总数＜8CFU/cm²，不得检出大肠菌群和致病菌；脸盆、坐垫和拖鞋：不得检出致病菌；与皮肤接触的其他用品：细菌总数≤12CFU/cm²、不得检出大肠菌群。

3）美容工具、理发工具、胡刷用后应消毒，且不得检出大肠菌群和金黄色葡萄球菌。胡刷宜使用一次性胡刷。

4）美容、美发、SPA馆及理发店等场所应保持室内空气流通，要求空气细菌数为：≤4000CFU/m³（撞击法）、≤40个/皿（沉降法）。

5）理发、烫发、染发的毛巾及刀具应分开使用，清洗消毒后的工具应分类存放。

6）必须备有供患头癣等皮肤传染病顾客专用的理发工具，并有明显标志，用后及时消毒，并单独存放。

7）美容院（店）工作人员在美容前双手必须清洗消毒，工作时应戴口罩。

二、公共用品的消毒与灭菌

（1）美容、美发及 SPA 用具的灭菌

凡是接触破损皮肤黏膜或进入人体无菌组织和体腔的用具必须经灭菌后使用。可用1%的强效戊二醛、2%的强效戊二醛或2%的碱性、酸性、中性戊二醛浸泡10 h，灭菌后用无菌水将残留液冲净，方可使用。也可用台式等离子体灭菌器进行灭菌，使用时按使用说明书进行操作。

（2）美容、美发及 SPA 用具的消毒

凡是接触正常皮肤黏膜的用具必须经消毒后使用。可用含有效溴250～500mg/L的二溴海因消毒液浸泡15～30min或1%的过氧化氢消毒液浸泡15min，消毒后用无菌水冲净然后使用。也可用紫外线消毒箱或臭氧消毒箱消毒，具体操作按说明书进行。

（3）布类用品的消毒

毛巾、床罩、顾客用衣等清洗后可先在含有效溴250mg/L的二溴海因消毒液或0.25%～0.5%的过氧化氢消毒液内浸泡20min，然后清洗。

注意：消毒液对有色织物有漂白作用。

（4）拖鞋的消毒

可在含有效溴 500mg/L 的二溴海因消毒液或 1% 的过氧化氢消毒液内浸泡 20 ~ 30min，清洗后备用。不能湿洗的拖鞋可用紫外线消毒箱或臭氧消毒箱进行消毒。

三、环境预防性消毒

（1）表面消毒

所有被经常使用或触摸的物体表面，如门窗、柜台、桌椅、门把手、扶手、电话、水龙头、洗手池等部位，应经常用含消毒液的抹布擦拭，保持清洁卫生，可用有效溴或有效氯含量为 250 ~ 500mg/L 的消毒液、0.25% ~ 1.0% 的过氧化氢消毒液擦拭或喷洒，消毒 30min，每天 1 次。

当发现传染病病人时，在病人离开后应立即进行消毒，用含有效溴 1000mg/L 的二溴海因或 1.0% 的过氧化氢消毒液进行擦拭或喷洒。在有传染病流行时可用此方法每天进行数次消毒。

（2）空气消毒

美容、美发、SPA 馆以及理发店、发廊等场所的空气消毒首选自然通风，尽可能打开门窗通风换气。

如在密闭环境中，可在中央空调系统安装中央空调消毒装置，这样进入大厅的空气经过循环消毒可达到卫生要求，它的优点是有人在的情况下也可进行消毒，安全可靠。也可在室内放置紫外线空气消毒器或静电吸附式空气消毒器进行空气消毒，有人在时也可使用，根据面积确定使用消毒器的数量。

也可采用化学消毒剂进行空气消毒，可用含有效溴 1000mg/L 的二溴海因消毒剂，超声雾化或喷雾消毒，按 10 ~ 20mL/m³ 计算用量；或 1.2% ~ 1.8% 的过氧化氢空气消毒剂喷雾消毒，按 20mL/m³ 计算用量。每周 1 次，密闭 30min，消毒后开窗通风。消毒时室内不能有人。

当发现传染病病人时，在病人离开后应立即进行空气消毒，可用含 1000mg/L 有效溴的二溴海因消毒剂超声雾化，按 10 ~ 20mL/m³ 计算用量。也可用 1.8% 的过氧化氢或 500mg/L 的二氧化氯等消毒液喷雾消毒，按 15 ~ 20mL/m³ 计算用量，密闭 1h 后开窗通风。在传染病流行时，可用此方法每天喷雾消毒数次。

四、工作人员手消毒

要求服务人员在为每位客人服务前先进行手消毒，做到一客一消毒。在一般情况下应勤用肥皂和流动水洗手，用含75%酒精或70%异丙醇的手消毒剂进行擦拭消毒1～3min，也可用0.25%～0.5%的过氧化氢消毒或氧化电位水等消毒液洗手、泡手或擦手消毒，作用时间为1～3min。在有传染病流行时更应加强服务人员手的消毒。

第十节 公共场所空调的清洗和消毒

适用于公共场所的集中空调通风系统和独立空调通风系统的消毒。

一、卫生和消毒要求

1）集中空调通风系统冷却水和冷凝水中不得检出嗜肺军团菌。

2）集中空调通风系统的新风量应符合下表的要求。

场　　所		新风量/[m³/(h·人)]
饭店、宾馆	3星级～5星级	≥30
	1星级～2星级	≥20
	非星级	≥20
餐厅		≥20
影剧院、音乐厅、录像厅		≥20
游戏厅、舞厅		≥30
酒吧、茶座、咖啡厅		≥10

续表

场　　所	新风量 / [m³/ (h · 人)]
体育馆	≥ 20
商场、书店	≥ 20
旅客列车车厢、轮船客舱	≥ 20
飞机客舱	≥ 25

3）集中空调通风系统的送风应符合下表的要求。

项目	要求
PM_{10}	≤ 0.08mg/m³
细菌总数	≤ 500CFU/m³
真菌总数	≤ 500CFU/m³
$\beta-$溶血性链球菌等致病微生物	不得检出

4）集中空调通风系统的风管内表面卫生应符合下表的要求。

项目	要求
积尘量	≤ 20g/m²
致病微生物	不得检出
细菌总数	≤ 100CFU/m²
真菌总数	≤ 100CFU/m²

二、空气净化消毒装置

集中空调通风系统使用的空气净化消毒装置，原则上本身不得释放有害有毒物质，其卫生安全性应符合下表的要求。

项目	允许增加量
臭氧	≤ 0.10mg/m³
紫外线	≤ 5mW/m³
TVOC	≤ 0.06mg/m³
PM_{10}	≤ 0.02mg/m³

三、清洗效果

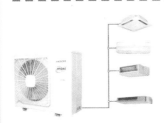

　　风管清洗后的积尘量应达到每平方米风管内表面小于1.0g，部件清洗后应无残留污染物检出。

　　消毒后的风管内壁细菌总数、真菌总数的去除率应大于90%，且不得检出致病菌。

四、集中空调系统的清洗和消毒方法

　　（1）风管的清洗

　　采用专用机械清洗设备将风管内的污染物有效地输送到捕集装置中，严禁操作人员进入风管内进行人工清洗。风管的清洗工作应分段、分区域进行，在风管清洗工作段与非工作段之间、进行清洗的风管与相连通的室内区域之间应采取有效隔离空气措施。

　　（2）部件的清洗

　　采用专用工具、器械对部件进行清洗，清洗后的部件均应满足有关标准的要求。部件可直接进行清洗或拆卸后进行清洗，清洗后的部件应恢复到原来所在位置，可调节部件还应恢复到原来的调节位置。

　　（3）冷却塔清洗消毒

　　定期清洗应当首先将冷却水排空，然后对冷却塔内壁进行彻底清洗，做到表面无污物。

　　当冷却水中检出致病微生物时，应首先采用高温或化学方法对冷却水和塔壁进行消毒处理，然后将塔内的水排空，并对冷却塔内壁进行彻底清洗。

　　（4）清洗作业过程中的污染物控制

　　清洗过程中应采取风管内部保持负压、作业区隔离、覆盖、清除的污物妥善收集等有效控制措施，防止集中空调通风系统内的污染物散布到非清洗工作区域。

　　（5）作业出入口

　　清洗机构可通过集中空调通风系统风管不同部位的作业出入口进出人力和机械，进行相应的清洁与检查工作。必要时可切割其他出入口，并保证施工后将其密封处理。

（6）消毒处理

必要时应对集中空调通风系统的风管、设备、部件进行消毒处理。

集中空调通风系统需要清洗并消毒时，应先进行系统或部件的清洗，达到相应卫生要求后再进行消毒处理。应选择在保证消毒效果的前提下对风管及设备损害小的消毒剂消毒。如根据消毒的对象和环境可选择 0.3% ~ 0.5% 的双链或复合季铵盐、250mg/L 的二溴海因及二氧化氯或空调专用消毒剂进行擦拭、喷雾或浸泡消毒。必要时消毒后可及时进行冲洗与通风，防止消毒溶液残留物对人体与设备的有害影响。

五、独立空调系统的清洗和消毒方法

将空调通风系统的过滤网取下，用清水清洗干净，再浸泡于 250mg/L 的二溴海因或二氧化氯消毒剂内，作用 15 ~ 30min；必要时用专用空调清洁消毒剂对表冷器进行清洁消毒。

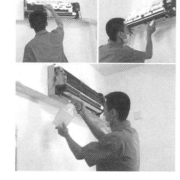

清洗和消毒要求如下。

（1）集中空调通风系统应当保持清洁、无致病微生物污染，并按照下列要求定期清洗：开放式冷却塔每年清洗不少于 1 次；空气过滤网、过滤器和净化器等每 6 个月检查或更换 1 次；空气处理机组、表冷器、加热（湿）器、冷凝水盘等每年清洗 1 次；风管系统的清洗应当符合集中空调通风系统清洗规范。

（2）有下列情形之一的，公共场所经营者应当立即对集中空调通风系统进行清洗和消毒，待其检测、评价合格后方可运行。

① 冷却水、冷凝水中检出嗜肺军团菌。

② 空调送风中检出嗜肺军团菌、$\beta-$ 溶血性链球菌等致病微生物。

③ 风管积尘中检出致病微生物。

④ 风管内表面细菌总数 $> 100CFU/cm^2$。

⑤ 风管内表面真菌总数 $> 100CFU/cm^2$。

⑥ 风管内表面积尘量 $> 20g/m^2$。

⑦ 卫生学评价表明需要清洗和消毒的其他情况。

（3）当空气传播性疾病在本地区暴发流行时，符合下列要求的集中空调通风系统方可继续运行。

① 采用全新风方式运行的。

② 装有空气净化消毒装置，并保证该装置有效运行的。

③ 风机盘管加新风的空调系统，能确保各房间独立通风的。

对不符合上述要求的集中空调通风系统应当立即停用，进行卫生学评价，并依据卫生学评价报告采取继续停用、部分运行或其他通风方式等措施。

（4）当空气传播性疾病在本地区暴发流行时，公共场所经营者应当每周对运行的集中空调通风系统的下列设备或部件进行清洗、消毒或者更换。

① 开放式冷却塔。

② 过滤网、过滤器、净化器、风口。

③ 空气处理机组。

④ 表冷器、加热（湿）器、冷凝水盘等。

空调系统的冷凝水和冷却水以及更换下来的部件在处置前应进行消毒处理。

（5）集中空调通风系统导致或者可能导致空气传播性疾病时，公共场所经营者应当及时关闭所涉及区域的集中空调通风系统，并按照当地疾病预防控制机构的要求对公共场所及其集中空调通风系统进行消毒处理。消毒处理的集中空调通风系统经卫生学评价合格后方可重新启用。

第十一节　殡仪馆、火葬场的消毒

适用于各类殡仪馆、火葬场的消毒。

一、卫生要求

1）殡仪馆、火葬场应建立消毒管理制度，执行国家有关规范、标准和规定，定期开展消毒工作。

2）殡仪馆、火葬场内与遗体接触的物品、场所及运送遗体的车辆应及时消毒。

3）工作人员必须做好个人卫生防护，工作时应穿工作服、戴口罩、帽子、手套，搬运尸体后及时清洗、消毒双手，工作服等受到传染病病人尸体污染后应及时换下并消毒。

4）购进的消毒剂、消毒器械必须是卫生行政部门批准的产品，并按照批准使用的范围和方法使用。

二、悼念厅及家属休息室的消毒

1. 物体表面的消毒

1）悼念厅是停放遗体及家属聚集的场所，应保持室内外环境整洁、地面无废弃物。

2）地面、台面、门、桌椅等应每天用清水拖擦，保持清洁卫生，当受到严重污染时可用 0.1% 的过氧乙酸、含 500 ~ 1000mg/L 有效溴或有效氯的消毒液拖擦或喷洒，作用时间为 30min。在传染病流行季节可每天消毒 1 ~ 2 次。

3）停放遗体箱是污染最严重的地方，每停放一具遗体后均要进行消毒，可用上述消毒剂浸湿抹布擦拭或做喷洒消毒。

4）搬运尸体的推车等用具，用后用含 1000mg/L 有效溴或有效氯的消毒剂喷洒、擦拭，作用时间为 30 ~ 60min。

2. 空气消毒

1）自然通风　一般情况下可经常或定时打开门窗通风换气，以降低室内空气中微生物的数量。

风扇应每周清洁消毒 1 次，方法为先用自来水冲去挡板上的积尘，去除污垢，然后用有效溴或有效氯含量为 250～500mg/L 的消毒液浸泡 30min，用清水冲净、晾干后使用。

2）化学消毒　在传染病流行时，可用 3% 的过氧化氢空气消毒剂喷雾消毒；或 1000mg/L 的有效溴消毒剂喷雾或超声雾化消毒，按 10～20mL/m³ 计算用量，作用 30min；或使用 500mg/L 的二氧化氯等消毒剂，按 20～30mL/m³ 计算用量，进行喷雾消毒，密闭 30min 后打开门窗通风换气。

3）空气消毒器　可选用紫外线空气消毒器、静电吸附式空气消毒器、消毒式中央空调等方法。按说明书安装和使用。

三、停尸房的消毒

1. 物体表面的消毒

1）地面是停尸间最易污染的地方，搬运尸体后应及时清洁消毒，对工作人员经常触摸的桌椅、门把手等部位应及时清洁消毒。可用含 500mg/L 有效溴或有效氯的消毒剂、二氧化氯、单过硫酸氢钾，也可用复合季铵盐消毒剂、酸性氧化电位水等擦拭或喷洒消毒，每天 1 次。

2）放置尸体的冰柜应定期消毒，一般每周 1 次，尸体取后应及时消毒。可采用 0.2% 的过氧乙酸或 0.5% 的过氧化氢消毒剂等对箱体及尸体架做喷雾、擦拭消毒。停放尸体的床及台面应每取放一具尸体后及时用上述消毒剂进行消毒。

2. 空气消毒

可用自然通风、化学消毒剂喷雾消毒，方法参考悼念厅空气消毒法。

3. 污染水的消毒

1）污染水包括尸体胸腹水、尸体化妆用水、尸体清洗用水、处理污染物品用水等，殡仪馆内应建造污水消毒处理池，也可集中放入容器中进行消毒。

2）氯化消毒法。常用的有次氯酸钠发生器和含氯消毒剂。次氯酸钠发生器是现场制取次氯酸钠消毒液的装置，加氯量可按 30 ~ 50mg/L 加入，应随水质和余氯量调整；用含氯消毒剂消毒时，可采用氯片消毒器，该消毒器是一种靠水力溶解消毒剂的装置，氯片用量与水流速度、被淹没的深度和水温有关，可按余氯量确定氯片加药量及加药次数。

3）二氧化氯消毒法。应用此方法时，发生器产生的二氧化氯气体可直接投加到处理水体中，也可被吸收器吸收成二氧化氯水溶液储存备用或直接注入污水中，投加量以达到国家污水排放标准计算和调整，由于二氧化氯的氧化能力是氯气的 2.63 倍，因而二氧化氯的用量可按有效氯投加量的 2/5 计算。

四、垃圾及垃圾桶的消毒

1）建立垃圾管理制度，专人负责，及时清运。

2）普通生活垃圾不需做特别处理，但与其他具有传染性的物品混合在一起时就需做消毒处理。

3）停尸间用于尸体处理的垃圾应放入有盖的桶内，用有效溴或有效氯含量为 1000mg/L 的消毒液喷洒消毒 30min 后倒弃，垃圾桶的内外表面也应用上述消毒液喷洒消毒。

4）死者换下的废弃衣物可装入塑料袋内密闭后送焚烧炉焚烧，也可用 0.2% 的过氧乙酸、500 ~ 1000mg/L 的碘伏消毒液、500mg/L 的有效氯或有效溴消毒剂浸泡消毒 30min 后弃去。

5）处理传染病尸体的污物及垃圾应消毒后倒弃。

五、工作人员手的消毒

1）工作人员应保持手部清洁，进食前及工作结束后应用肥皂或抗菌洗手液在流动水下洗手。

2）接触尸体后应及时用500～1000mg/L的碘伏消毒液、氯己定－醇复配的手消毒液、酚衍生物消毒剂、酸性氧化电位水等浸泡或擦拭1～2min。

第十二节 公园公共设施的消毒

适用于各类公园、游乐园、植物园、动物园、公共绿地等，文中统称为公园。

一、卫生要求

保持公园内环境整洁卫生，道路及公共绿地等地面无废弃物、无痰迹。公共厕所每天定时进行清洁消毒，保持整洁卫生，做到无积水、无积粪、无明显臭味。

1. 茶具消毒

细菌总数＜5CFU/mL，不得检出大肠菌群和致病菌。

2. 茶座、咖啡厅

空气细菌数≤2500CFU/m³（撞击法）、≤3个/皿（沉降法）。

3. 餐厅

空气细菌数≤4000CFU/m³（撞击法）、≤40个/皿（沉降法）。

4. 与皮肤接触的其他用品

细菌总数≤12CFU/cm²，不得检出大肠菌群。

5. 洁具类

细菌总数 ≤ 12CFU/cm^2，不得检出大肠菌群。

二、表面消毒

公园内桌、椅、栏杆、扶手、运动健身器械、娱乐器械、地面等公众经常触摸的部位，可用有效溴或有效氯含量为250～500mg/L的消毒液拖地、擦拭或喷洒进行消毒，作用30min，每天1次。

当发现有传染病病人时，在病人离开后立即进行消毒。在传染病流行时可用上述方法进行消毒，消毒剂剂量加倍，每天消毒数次。

三、空气消毒

首选自然通风，尽可能打开门窗通风换气。可使用化学消毒剂进行空气消毒，用含有效溴1000mg/L的消毒剂，按10～20mL/m^{3}计算用量，进行超声雾化或喷雾消毒；也可用1.2%～1.8%的过氧化氢空气消毒剂喷雾消毒，按20mL/m^{3}计算用量，每天1次，密闭30min。消毒后开窗通风。消毒时室内不能有人。

当发现传染病人时，在病人离开后应立即进行空气消毒，可用含1000mg/L有效溴的二溴海因消毒剂超声雾化，按10～20mL/m^{3}计算用量；也可用1.8%的过氧化氢或500mg/L的二氧化氯等消毒液喷雾消毒，密闭1h后开窗通风。按15～20mL/m^{3}计算用量。在传染病流行时可用此方法每天喷雾消毒数次。

四、垃圾桶的消毒

每天将垃圾桶的内外表面用有效溴含量为1000～2000mg/L的消毒液擦拭或喷洒消毒，30min后用清水冲净。

五、垃圾的消毒处理

可燃物尽量焚烧，也可喷洒有效溴含量为 5000mg/L 的消毒液作用至少60min，消毒后深埋。

六、工作人员手的消毒

要求服务人员在一般情况下经常用肥皂和流动水洗手，特别是餐厅服务员，工作前用含 75% 酒精的手消毒剂进行擦拭消毒 1 ~ 3min，或用 0.25% ~ 0.5% 的过氧化氢消毒液洗手、泡手或擦手消毒，作用时间为1 ~ 3min。在有传染病流行时应每天消毒手数次。

第七章

公共场所消毒的卫生监督与效果检测

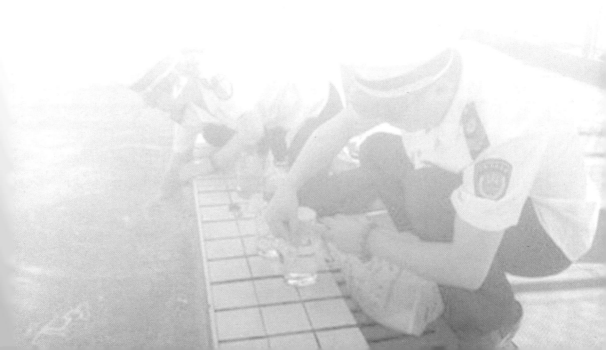

第一节 公共场所消毒的卫生监督

一、有关的政策

1）《中华人民共和国传染病防治法》要求对被传染病病原体污染的污水、污物、场所和物品，有关单位和个人必须在疾病预防控制机构的指导下或者按照其提出的卫生要求进行严格消毒处理；拒绝消毒处理的，由当地卫生行政部门或者疾病预防控制机构进行强制消毒处理。并规定县级以上人民政府卫生行政部门对传染病防治工作履行监督检查职责，对公共场所和有关单位的卫生条件和传染病预防、控制措施进行监督检查。单位和个人违反规定，导致传染病传播、流行，从而给他人人身、财产造成损害的，应当依法承担民事责任。

2）《公共场所卫生管理条例》（修订草案）对公共场所消毒和卫生监督的要求：公共场所的用品、用具应当安全、卫生、无害。为顾客提供的用品、用具使用前应当清洗消毒，其储存设施应当分类设置和专门使用。禁止重复使用一次性用品。公共场所提供或使用的化妆品、涉及饮用水卫生安全产品、消毒产品等健康相关产品，应当符合国家有关法律法规和卫生标准的要求。公共场所应当配备与其经营项目相适应的清洗消毒和盥洗设施、设备，设置与其经营规模相适应的清洗消毒场所、卫生间及浴室。

公共场所集中空调通风系统应当具备预防疾病传播的净化消毒设施或装置，符合国家卫生标准和卫生要求。

3）《消毒管理办法》要求医疗卫生机构的环境、物品应当符合国家有关规范、标准和规定。托幼机构应当健全和执行消毒管理制度，对室内空气、餐（饮）具、毛巾、玩具和其他幼儿活动的场所及接触的物品定期进行消毒。殡仪馆、火葬场内与遗体接触的物品及运送遗体的车辆应当及时消毒。

二、监督的组织

县级以上卫生行政部门负责公共场所卫生消毒的监督管理，组织卫生监督人员开展经常性卫生监督检查。

消毒行业协会承担着规范消毒行业、发展消毒产业的任务，应协助政府有关部门规范公共场所消毒技术，规范消毒产品的正确使用，使公共场所微观卫生达到国家规定的标准。对公共场所消毒和消毒产品使用状况和存在的问题及时发布行业报告，并向政府提出有关意见和建议。

三、监督的内容

在《公共场所卫生监督监测要点》中明确规定，在进行公共场所设计卫生监督时要对消毒间的设计、清洗消毒室的面积、消毒设施进行监督审查，经常性卫生监督时卫生设施、用品、用具必须按照各类场所卫生的要求清洗、消毒或更换、保持清洁。

经常性卫生监督检查的内容包括消毒制度和消毒设施是否健全、完好及运行情况。

消毒监督的内容主要是公共场所消毒制度的建立及落实情况，不同类别的公共场所其消毒监督内容各有侧重，但其重点均是对公共产品和公共器具的专用清洗消毒间的设置、各自专用清洗消毒设施和保洁柜以及消毒剂和配制容器的配备、选择消毒方法的正确性、消毒程序、消毒设施运转情况、清洗消毒记录、消毒效果进行监督检查。

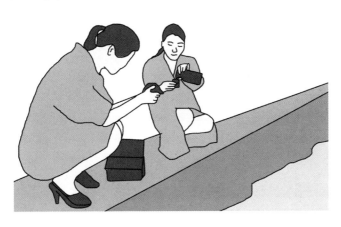

使用的消毒产品的合法性、有效性，即对其购进产品时的索证情况及产品标签说明进行检查审核，必要时抽样检测产品的卫生质量，应符合《消毒管理办法》和《消毒产品标签说明书管理规范》的要求。

四、监督的方法

监督的方法有：现场监督检查；索取有关资料；现场查看消毒制度以及落实情况、消毒设施配备及运转情况、消毒记录；必要时现场采样，检测消毒效果。

1. 现场观察

现场观察公共场所的环境卫生状况、各功能区的布局、消毒设备或设施的配备和完好状况及使用状况等。

2. 询问调查

对经营者、从业人员、顾客进行询问，了解消毒制度执行情况和消毒措施落实情况，以对发现的消毒卫生问题做进一步了解和验证，根据需要书写《现场询问笔录》等执法文书。

3. 消毒监测

对消毒后的公共场所环境、公共用品、用具进行采样检测，以判定其消毒效果和消毒后物品是否符合相应的卫生标准。

4. 现场记录

对现场观察、询问、监测等检查中发现的问题制作《现场监督笔录》，为监督检查提供有效的证据资料。

5. 监督指导

对不符合法律法规、标准和规范要求的消毒问题给予技术指导，提出改进意见，限期改正。对存在违法行为的依法给予行政处罚。

五、对监督人员的要求

1. 消毒监督由卫生监督员负责，公共场所卫生监督员职责

1）对管辖范围内公共场所进行卫生监督监测和卫生技术指导。

2）宣传卫生知识，指导和协助有关部门对从业人员进行卫生知识培训。

3）根据有关规定对违反《条例》有关条款的单位和个人提出处罚建议。

4）参加对新建、扩建、改建公共场所选址和设计卫生的审查和竣工验收。

5）对公共场所进行现场检查，索取有关资料，包括取证照相、录音、录像等，调查处理公共场所发生的危害健康的事故。

6）执行卫生行政部门交咐的其他任务。

2. 公共场所卫生监督员、助理卫生监督员条件

1）政治思想好，遵纪守法，工作认真，作风正派，秉公办事，身体健康。

2）卫生监督员是指具有医士以上（含医士）技术职称、从事公共卫生工作1年以上、掌握公共场所卫生监督监测业务和有关法规、有独立工作能力的专业人员。

3）助理卫生监督员从事公共卫生工作1年以上，或具有医士（含医士）技术职称，熟悉公共场所卫生监督监测业务和有关法规，有一定的独立工作能力。

3. 公共场所卫生监督员、助理卫生监督员守则

1）学习和掌握《条例》《细则》及有关卫生标准和要求，不断提高政策水平和业务水平。

2）执行任务做到依法办事、忠于职守、秉公办事、礼貌待人，不得滥用职权营私舞弊、索贿受贿。

3）执行任务时应着装整齐，佩戴"中国卫生监督"证章，出示监督证件，严格执行有关规定，认真填写记录。

4）严格执行请示报告制度。

六、有关问题的处理原则

1. 行政控制

卫生监督员现场监督检查时，发现某个场所已经或者可能对人体产生危害时，在等待进一步证实过程中，为了防止危害人体健康的情况发生或继续造成危害，需要停止场所的使用，可以采取临时措施，下达《卫生行政控制决定书》，并对被控制的场所或物品贴封条加以封存。

按照《公共场所卫生管理条例》（修订草案）的规定，县级以上人民政府卫生行政部门对发生传染病和危害公众健康事故或者有证据证明可能导致传染病暴发、流行和危害公众健康的公共场所、设施或者物品，有权采取下列临时控制措施：责令其暂停营业；封存用品、用具和设施；组织控制现场。

2. 行政处罚

在监督检查中发现有违法行为时，依据《公共场所卫生管理条例》及其实施细则的有关条款，实施行政处罚。发生以下情况时可以进行如下处理。

1）公共场所经营者未按规定设置清洗消毒场所及配备与其经营规模、项目相适应的清洗、消毒设施和设备的，由县级以上卫生行政部门责令限期改正、给予警告，可并处 5000 元以上 3 万元以下的罚款；情节严重的，停止营业或者吊销卫生许可证。

2）提供或使用的消毒产品未按规定取得卫生行政部门卫生许可或备案批准证明文件或不能提供上述文件的，由县级以上卫生行政部门责令限期改正、给予警告，并处 500 元以上 5000 元以下的罚款。

3）发生传染病和公众健康危害事故而未按规定报告或者未及时采取

控制措施的，由县级以上卫生行政部门责令限期改正、给予警告，可并处5000元以上3万元以下的罚款；情节严重的，停止营业或者吊销卫生许可证。

4）公共场所经营者未按规定对集中空调通风系统定期清洗消毒的，由县级以上卫生行政部门责令限期改正、给予警告，可并处3万元以上5万元以下的罚款；情节严重的，责令停止营业或者吊销卫生许可证。

第二节　公共场所消毒的效果检测

一、物体表面消毒效果的监测

1. 采样要求

公共场所卫生用品的采样点应选择在人群使用该物品时接触频率较高的部位。如脸盆采样时应在盆内壁 1/3 ~ 1/2 高度处涂抹一圈采样，浴盆应在盆内四壁及盆底呈梅花状布点采样，拖鞋应在每只拖鞋鞋面与脚趾接触处采样，坐垫采样应在垫圈前 1/3 部位采样。

2. 采样方法

（1）涂抹法

用浸有无菌生理盐水的棉拭子在规格板（5cm×5cm）内来回均匀涂满整个方格，并随之转动棉拭子，剪去手接触部位后，将涂抹浴盆的 5 个棉拭子一并放入 125mL 的生理盐水采样瓶中；涂抹脸盆的 2 个棉拭子一并放入 50mL 的生理盐水采样瓶中；拖鞋在每只拖鞋鞋面与脚趾接触处 5cm×5cm 面积上有顺序地均匀涂抹 3 次（一双拖鞋为一份样品）后，将棉拭子放入 10mL 的生理盐水采样管中。

（2）斑贴法

将 5cm×5cm 无菌滤纸放入灭菌平皿中，注入灭菌生理盐水 1mL/ 片（吸满为止），以无菌操作将滤纸片贴到采样部位，1min 后按序取下，将贴浴盆的 5 片滤纸一并放入 125mL 的生理盐水瓶中；贴脸盆的 2 片滤纸一并放入 50mL 的生理盐水瓶中。

3. 试验方法

（1）细菌总数检测

将放有棉拭子或滤纸的采样管充分振摇，用无菌吸管吸取 1.0mL 待检样品接种于灭菌平皿中，每个样本接种 2 个平皿，如污染严重，可 10 倍递增稀释。将已熔化的 45℃左右的营养琼脂倾入平皿，每皿约 15mL，并立即旋摇平皿，冷凝后置于 36℃ ±1℃的培养箱中培养 48h，对菌落计数。

细菌总数（CFU/25cm^2）= 平板上的平均菌落数 × 稀释倍数 ×25

（2）大肠菌群检测

发酵法：用测定细菌总数剩余的检样检测大肠菌群。加入双料乳糖胆盐发酵培养液中，置于 36℃ ±1℃的培养箱中培养 24h，观察产酸、产气情况。如不产酸、不产气则为大肠菌群阴性，若有变黄和气体产生应转种伊红美兰琼脂平板培养后观察菌落形态，并做革兰氏染色和证实性试验。

结果报告：凡乳糖发酵管产酸、产气或革兰氏染色为阴性的无芽孢杆菌，即可报告检出大肠菌群。

二、空气消毒效果的监测

1. 采样要求

公共场所空气的监测点应考虑现场的平面布局和立体布局。检测点应避开人流通风道和通风口，并距离墙壁 0.5 ~ 1m 远，高度 0.8 ~ 1.2m，确定监测点时可用交叉布点、斜线布点或梅花布点的方法。并按照公共场所不同性质、规模大小、人群经常停留场所分别设置数量不等的监测点。每次采样应采平行样品。

2. 试验方法

（1）撞击法

选择有代表性的位置设置采样点，将采样器消毒，按仪器使用说明书进行采样。样品采完后，将已采样品的营养琼脂平板置于36℃±1℃的恒温箱中培养48h，对菌落计数，并根据采样器的流量和采样时间换算成每立方米空气中的菌落数（CFU/m³）报告结果。

（2）自然沉降法

设置采样点时，应根据现场的大小选择有代表性的位置作为空气细菌检测的采样点。通常设置5个采样点，即室内墙脚对角线交叉点为1个采样点，该交点与四墙脚连线的中央为另外4个采样点，采样高度为1.2~1.5m。采样点应远离墙壁1m以上，并避开空调、门窗等空气流通处。将营养琼脂平板置于采样点处，打开皿盖，暴露5min，然后盖上皿盖，置于36℃±1℃的恒温箱中培养48h，对每块平板上的菌落计数，求出全部采样点的平均菌落数。以每平皿菌落数（CFU/皿）报告结果，也可换算为CFU/m³。

三、餐（茶）具消毒效果的监测

1. 采样要求

随机抽取清洗消毒后准备使用的茶具，用灭菌生理盐水湿润棉拭子，在餐（茶）具内外缘涂抹50cm²，即1~1.5cm高处一圈（口唇接触处）。用灭菌剪刀剪去棉拭子手接触的部分，将棉拭子放入10mL的生理盐水中，4h内送检。纸片法可用灭菌生理

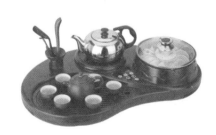

盐水湿润5cm×5cm的大肠菌群快速测定纸片2张，分别粘贴在餐（茶）具内外缘口唇接触处，约30s后取下置于无菌塑料袋内。

2. 试验方法

（1）细菌总数检测

将放有棉拭子的试管充分振摇，以无菌操作方法吸取 2mL 检样，分别注入 2 块灭菌平皿内，每皿 1mL。如污染严重可 10 倍递增稀释后接种，每个稀释度平行 2 块平皿。将已熔化冷至 45℃ 左右的营养琼脂培养基倾入平皿，每皿约 15mL，并立即旋转平皿，冷凝后放于 36℃ ±1℃ 的培养箱中培养 48h，对菌落计数。

$$细菌总数（CFU/cm^2）= \frac{平板上平均菌落数 \times 稀释倍数}{50}$$

（2）大肠菌群检测

1）发酵法　用测定细菌总数剩余的检样检测大肠菌群。加入双料乳糖胆盐发酵培养液中，置于 36℃ ±1℃ 的培养箱中培养 24h，观察产酸、产气情况。如不产酸、不产气则为大肠菌群阴性，若有变黄和气体产生应转种伊红美兰琼脂平板培养后观察菌落形态，并做革兰氏染色和证实性试验。

结果报告：凡乳糖发酵管产酸、产气或革兰氏染色为阴性的无芽孢杆菌，即可报告检出大肠菌群。

2）纸片法　将已采样的纸片置于 36℃ ±1℃ 的培养箱中培养 16 ~ 18h，观察结果。若纸片保持紫蓝色不变，则报告为大肠菌群阴性；若纸片变黄，并且黄色背景上呈现红色斑点或片状红晕，则报告检出大肠菌群。

四、手和皮肤消毒效果的监测

1. 采样要求

（1）手的采样

被检人右手五指并拢，用一在灭菌生理盐水中浸湿的棉拭子在右手五指曲面从指尖到指端来回涂擦 10 次，然后剪去手接触部分，将棉拭子放入含 10mL 灭菌生理盐水的采样管内，在 4h 内送实验室检测。

（2）皮肤的采样

用 5cm×5cm 的标准灭菌规格板放在被检皮肤处，用浸有灭菌生理盐水的棉拭子 1 个在规格板内横竖往返均匀涂擦各 5 次，并随之转动棉拭子，剪去手接触部位后，将棉拭子投入含 10mL 灭菌生理盐水的采样管内，在 4h 内送实验室检测。

2. 试验方法

细菌总数检测：将采样管充分混匀后，用灭菌吸管吸取 1.0mL 待检样品接种于灭菌平皿中，每一样本平行接种两块平皿，加入熔化的 45℃ 左右的营养琼脂约 15mL，边倾注边摇匀，待琼脂凝固，置于 36℃ ±1℃ 的培养箱中培养 48h，对平板上的细菌菌落计数。

$$手表面细菌总数（CFU/只手）= 平板上平均菌落数 \times 稀释倍数$$

$$皮肤表面细菌总数（CFU/cm^2）= \frac{平板上平均菌落数 \times 稀释倍数}{采样面积}$$

五、纺织品消毒效果的监测

1. 采样要求

公共场所卫生用品的采样部位如毛巾、枕巾（套）应在对折后两面的中央 5cm×5cm 面积上用力均匀涂抹 5 次，床单、被罩应在两端的中间 5cm×5cm 面积上用力均匀涂抹 5 次。随机抽取清洗消毒后准备使用的毛巾、床上卧具。

2. 采样方法

（1）涂抹法

用灭菌生理盐水湿润棉拭子，在毛巾、枕巾对折后两面的中央各 $25cm^2$（5cm×5cm）面积范围和床单、被单上下两端各 $25cm^2$ 面积范围内有顺序地来回涂抹，用灭菌剪刀剪去棉拭子手接触的部分，将棉拭子放入 10mL 生理盐水内，4h内送检。

（2）戳印法

将熔化并冷却至50～55℃的营养琼脂培养基倾注于已灭菌的特制戳印平皿内（使皿内部培养基平面比皿边缘高2～3mm），每皿约10mL，待凝固后盖上皿盖（皿盖与培养基隔一定空间），翻转平皿，在4℃下保存备用。将被检物品放平，再将皿盖打开，放在被检物品表面上，用手轻轻按压3～4s，取下。盖上皿盖，置于37℃的恒温箱内培养24h后观察结果，对细菌菌落计数。

（3）纸片法

用灭菌生理盐水湿润5cm×5cm大肠菌群快速测定纸片2张，分别粘贴在毛巾、床上用品的规定部位和面积范围内，约30s后取下，置于无菌塑料袋内。

3.试验方法

（1）细菌总数测定

将放有棉拭子的试管充分振摇，以无菌操作吸取2mL检样，分别放入2块灭菌平皿内，每皿1mL。如污染严重，可10倍递增稀释，每个稀释度做2块平皿。将已熔化冷却至45℃左右的营养琼脂培养基倾入平皿，每皿约15mL，并立即旋摇平皿。冷凝后放于36℃±1℃的培养箱中培养48h，对菌落计数。

$$细菌总数（CFU/25cm^2）= \frac{平板上平均菌落数 \times 稀释倍数}{2}$$

戳印法采样的样品用肉眼观察点数，培养基表面菌落数为细菌总数。

（2）大肠菌群测定

1）发酵法　用测定细菌总数剩余的检样检测大肠菌群。加入双料乳糖胆盐发酵培养液中，置于36℃±1℃的培养箱中培养24h，观察产酸、产气情况。如不产酸、不产气，则为大肠菌群阴性；若有变黄和气体产生，应转种伊红美兰琼脂平板培养后观察菌落形态，并做革兰氏染色和证实性试验。

结果报告：凡乳糖发酵管产酸、产气或革兰氏染色为阴性的无芽孢杆菌，即可报告检出大肠菌群。

2）纸片法　将已采样的纸片置于36℃±1℃的培养箱中培养16～18h，观察结果。

六、美容美发器械灭菌和消毒效果的监测

1. 采样要求

公共场所理发用具的采样部位如理发推子应在推子前部上下均匀各涂抹3次，一个推子为1份样品。理发刀、剪和修脚工具应在使用的刀、剪刀的两个侧面各涂抹1次采样，两个刀（或两个剪）为1份样品。胡刷应浸泡在50mL灭菌生理盐水中充分漂洗（或用棉拭子在胡刷内外面均匀地各涂抹2次）。

用于美容、整容的无菌器械，应按无菌试验的要求采样。

2. 试验方法

（1）大肠菌群测定

以无菌操作将蘸有无菌生理盐水的无菌棉拭子在推子前部上下均匀各涂抹3次，或在使用过的刀刃、剪刀的两侧各涂抹1次采样。将采样后的棉拭子剪去手接触部分，放入10mL灭菌生理盐水中，充分振摇，取5mL放入双料乳糖胆盐发酵管中，置于36℃±1℃的恒温箱中培养24h。如乳糖胆盐发酵管不产气，则可报告大肠菌群阴性；如有产酸、产气者，则进行分离培养。将产酸、产气的发酵管画线接种在伊红美兰琼脂平板上，置于37℃的恒温箱中培养18～24h，观察菌落形态，做革兰氏染色和证实试验。典型的大肠菌落为黑紫色或红紫色，具有金属光泽。挑取可疑大肠杆菌菌落1～2个进行革兰氏染色镜检，同时接种乳糖发酵管于36℃±1℃下培养24h，观察产气情况。如乳糖管最终产酸、产气或革兰氏染色为阴性的无芽孢杆菌，即可报告大肠杆菌阳性。

（2）金黄色葡萄球菌测定

将大肠菌群检测后剩余的5mL待检样品放入45mL 7.5%的氯化钠肉汤

或胰酪胨大豆肉汤培养基中，于36℃±1℃下培养24h。从培养液中取1～2接种环，画线接种在Baird Pairker氏培养基，于36℃±1℃下培养24h。在BP培养基上菌落为圆形、光滑、凸起湿润，颜色呈黑灰色，边缘整齐、周围混浊，外层有一透明带；在血平板上菌落呈圆形、金黄色、凸起、表面光滑、周围有溶血圈。挑取典型菌落做涂片染色镜检，为革兰氏阳性，呈葡萄状排列。再进行下述试验。

1）甘露醇发酵试验　上述分纯菌落接种到甘露醇培养基中，置于36℃±1℃下培养24h，金黄色葡萄球菌应能发酵甘露醇产酸。

2）血浆凝固酶试验

① 玻片法。取清洁干燥玻片，一端滴加1滴生理盐水，另一端滴加1滴血浆，用接种环挑取待检菌落，分别在生理盐水及血浆中充分研磨混合。血浆与菌落混悬液在5min内出现团块或颗粒状凝块时，而盐水滴仍呈均匀混浊无凝固现象者为阳性。如两者均无凝固现象则为阴性。凡玻片试验呈阴性反应或盐水滴与血浆均有凝固现象，再进行试管凝固试验。

② 试管法。吸取1∶4新鲜血浆0.5mL放入灭菌小试管中，再加入待检菌24h肉汤培养物0.5mL，混匀，放在36℃±1℃的恒温箱或水浴中，每30min观察1次，24h之内如呈现凝块即为阳性。同时以已知血浆凝固酶阳性和阴性菌株肉汤培养物及肉汤培养基各0.5mL，分别加入灭菌小试管内与0.5mL的1∶4血浆混匀，作为对照。

凡在上述选择平板上有可疑菌落生长，经染色镜检证明为革兰氏阳性葡萄球菌，并能发酵甘露醇产酸，血浆凝固酶试验阳性，可报告检出金黄色葡萄球菌。

七、消毒剂的监测

1. 常用消毒剂有效成分测定

目的是测定消毒剂有效成分的实际含量，检查消毒剂原药是否合格或所配消毒剂中杀菌有效成分的含量是否准确。

1）采取规定数量消毒剂送实验室测定消毒剂有效含量。

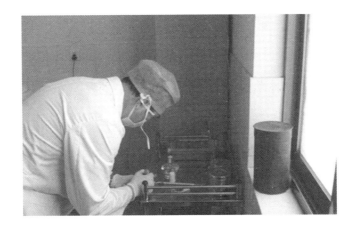

2）消毒剂浓度简易测定法：浓度试纸适用于含氯消毒剂、过氧乙酸、二氧化氯等消毒剂的现场测定。

2. 使用中消毒液染菌量测定

（1）采样要求

使用中消毒液染菌量测定时用灭菌吸管吸取消毒液 1mL，加入 9mL 含有相应中和剂的采样管内送实验室检验。

（2）试验方法

1）涂抹法　用无菌吸管吸取上述采样管中溶液 0.2mL，滴于干燥普通琼脂平板内，每份样品同时做 2 个平行样，一平板置于 20℃下培养 7d，观察霉菌生长情况，另一个平板置于 35℃的恒温箱中培养 72h，对菌落计数。

$$消毒液染菌量（CFU/mL）= 每个平板上的菌落数 \times 50$$

2）倾注法　用无菌吸管分别吸取上述采样管中溶液 0.5mL 放入 2 只平皿内，加入已熔化的 45℃左右的营养琼脂 15mL，边倾注边摇匀，待琼脂凝固，一平板置于 20℃下培养 7d，观察霉菌生长情况，另一个平板置于 36℃ ±1℃的恒温箱中培养 72h，对菌落计数。

$$消毒液染菌量（CFU/mL）= 每个平板上的菌落数 \times 20$$

八、消毒效果监测器材及其应用

1. 紫外线消毒监测

（1）检测方法

1）紫外线辐照计测定法　开启紫外线灯 5min 后，将测定波长为 253.7nm 的紫外线辐照计探头置于被检紫外线灯下垂直距离 1m 的中央处，待仪表稳定后，所示数据即为该紫外线灯管的辐照度值。

2）紫外线强度照射指示卡监测法　开启紫外线灯 5min 后，将指示卡置于紫外线灯下垂直距离 1m 处，有图案的一面朝上，照射 1min（紫外线照射后，图案正中光敏色块由乳白色变成不同程度的淡紫色），观察指示卡色块的颜色，将其与标准色块比较，读出照射强度。

（2）结果判定

普通 30W 直管型紫外线灯，新灯辐照强度 ≥ 90μW/cm^2 为合格；使用中紫外线灯辐照强度 ≥ 70μW/cm^2 为合格；30W 高强度紫外线新灯的辐照强度 ≥ 180μW/cm^2 为合格。

注意事项：测定时电压为 220V±5V，温度为 20 ~ 25℃，相对湿度＜60%，紫外线辐射照计必须在计量部门检定的有效期内使用；指示卡应获得卫生许可批件，并在有效期内使用。

2. 热力消毒监测

（1）压力蒸汽灭菌的监测

1）物理监测　每次灭菌应连续监测并记录灭菌时的温度、压力与时间等灭菌参数。

2）化学监测　应进行包内、包外化学指示物监测。具体要求为灭菌包包外应有化学指示物，高度危险性物品包内应放置包内化学指示物，置于最难灭菌的部位。如果透过包装材料可直接观察包内化学指示物的颜色变化，则不必放置包外化学指示物。通过观察化学指示物颜色的变化，判定是否达到灭菌合格要求。

预真空（包括脉动真空）压力蒸汽灭菌器应在每日开始灭菌运行前进行 B-D 测试。

3）生物监测

选择灭菌器常用的、有代表性的灭菌包制作生物测试包，置于灭菌器最难灭菌的部位，且灭菌器应处于满载状态。将生物指示物嗜热脂肪杆菌芽孢菌片置于标准试验包的中心部位。经一个灭菌周期后，在无菌条件下取出标准试验包的指示菌片，投入溴甲酚紫葡萄糖蛋白胨水培养基中，在56℃±1℃下培养7d（自含式生物指示物按产品说明书执行），观察培养结果。

结果判定：阳性对照组培养阳性，阴性对照组培养阴性，试验组培养阴性，判定为灭菌合格。阳性对照组培养阳性，阴性对照组培养阴性，试验组培养阳性，则灭菌不合格。

（2）干热灭菌的监测

1）物理监测 每灭菌批次应进行物理监测。监测方法为将多点温度检测仪的多个探头分别放于灭菌器各层内、中、外各点，关好柜门，引出导线，由记录仪中观察温度上升与持续时间。温度在设定时间内均达到预置温度，则物理监测合格。

2）化学监测 每一灭菌包外应使用包外化学指示物，每一灭菌包内应使用包内化学指示物，并置于最难灭菌的部位。对于未打包的物品，应使用一个或多个包内化学指示物，放在待灭菌物品附近进行监测。经过一个灭菌周期后取出，根据其颜色的改变判断是否达到灭菌合格要求。

3）生物监测 将枯草杆菌黑色变种芽孢菌片分别装入无菌试管内（1片/管）。灭菌器与每层门把手对角线内、外角处放置2个含菌片的试管。在无菌条件下，加入普通营养肉汤培养基（5mL/管），在36℃±1℃下培养48h，观察初步结果，无菌生长管继续培养至第7日。

结果判定：阳性对照组培养阳性，阴性对照组培养阴性，若每个指示菌片接种的肉汤管均澄清，判为灭菌合格；若阳性对照组培养阳性，阴性对照组培养阴性，而指示菌片之一接种的肉汤管浑浊，判为不合格。

3. 环氧乙烷灭菌的监测

（1）物理监测

每次灭菌应连续监测并记录灭菌时的温度、压力与时间等灭菌参数。灭菌参数符合灭菌器的使用说明或操作手册的要求。

（2）化学监测

每个灭菌物品包外应使用包外化学指示物作为灭菌过程的标志；每包内最难灭菌位置处放置包内化学指示物，通过观察其颜色变化，判定是否达到灭菌合格要求。

（3）生物监测

将枯草杆菌黑色变种芽孢置于常规生物测试包内，对灭菌器的灭菌质量进行监测。常规生物测试包放在灭菌器最难灭菌的部位。灭菌周期完成后应立即将生物指示物从被灭菌物品中取出，在36℃±1℃下培养7d，观察培养基颜色变化。同时设阳性对照和阴性对照。

结果判定：阳性对照组培养阳性，阴性对照组培养阴性，试验组培养阴性，判定为灭菌合格。阳性对照组培养阳性，阴性对照组培养阴性，试验组培养阳性，则灭菌不合格。

4. 甲醛蒸汽灭菌监测

（1）物理监测

每灭菌批次应进行物理监测。详细记录灭菌过程的参数，包括灭菌温度、湿度、压力与时间。灭菌参数符合灭菌器的使用说明或操作手册的要求。

（2）化学监测

每个灭菌物品包外应使用包外化学指示物作为灭菌过程的标志；每包内最难灭菌位置处放置包内化学指示物，通过观察其颜色变化，判定是否达到灭菌合格要求。

（3）生物监测

监测方法应符合国家的有关规定。

5. 化学消毒指示卡

1）消毒剂溶液中有效成分的浓度在浓度试纸测定范围内时，取试纸浸于消毒液中，片刻后取出，半分钟内在自然光下与标准色块比较，读出溶液所含有效成分含量。

2）消毒剂溶液中有效成分的浓度高于浓度试纸测定范围时，可先稀释，使其有效成分的浓度在试纸测定范围内，再按上述方法进行测定。

3）对固体消毒剂测定时，先将消毒剂配制成溶液，并使其有效成分的浓度在试纸测定范围内，再按上法进行测定，所得值乘以稀释倍数即为该消毒剂有效成分的浓度。

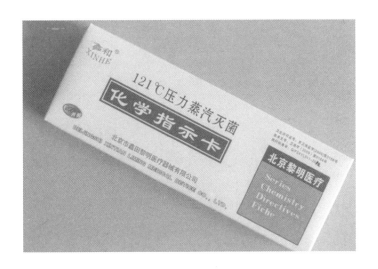